DE LA

TYPHLITE TUBERCULEUSE CHRONIQUE

PAR

Jules LE BAYON

Docteur en médecine de la Faculté de Paris
Ancien interne des hôpitaux du Havre

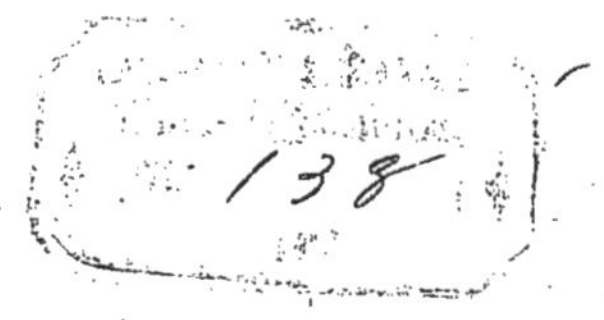

———✦×✦———

PARIS

G. STEINHEIL, ÉDITEUR

2, RUE CASIMIR-DELAVIGNE, 2

—

1892

DE LA

TYPHLITE TUBERCULEUSE CHRONIQUE

IMPRIMERIE LEMALE ET Cie, HAVRE

DE LA
TYPHLITE TUBERCULEUSE CHRONIQUE

PAR

Jules LE BAYON

Docteur en médecine de la Faculté de Paris
Ancien interne des hôpitaux du Havre

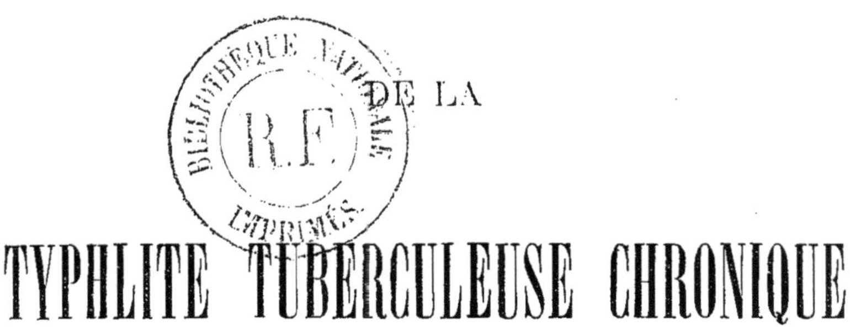

PARIS

G. STEINHEIL, ÉDITEUR

2, RUE CASIMIR-DELAVIGNE, 2

—

1892

DE LA

TYPHLITE TUBERCULEUSE CHRONIQUE

AVANT-PROPOS

Les progrès croissants de la chirurgie antiseptique, en élargissant considérablement le cadre des opérations pratiquées sur l'intestin, ont forcément appelé l'attention sur des formes cliniques de lésions qu'on avait laissées dans l'ombre auparavant, mais qu'on éprouve le besoin de mieux connaître maintenant qu'elles sont devenues susceptibles d'une intervention opératoire dont les indications doivent être soigneusement posées.

D'autre part, la hardiesse heureuse des chirurgiens permet de recueillir des pièces à un degré d'évolution récent et dans des conditions de fraîcheur suffisante pour qu'on puisse en tirer parti. Il est donc certains détails de la pathologie interne qui sont à reviser partiellement, certains cas pathologiques, qu'on ne voyait jamais qu'au dernier degré de leur évolution, sur la table d'autopsie et dont on peut maintenant reconstituer l'histoire.

C'est le cas pour la *typhlite tuberculeuse chronique* ; quoique les observations publiées soient encore en petit nombre, nous avons cru intéressant de les grouper pour en faire le sujet de notre thèse.

Avant d'aborder cette étude, qu'il nous soit permis de remercier de sa bienveillance à notre égard M. le professeur Straus qui nous a fait l'honneur d'accepter la présidence de notre thèse.

Nous adressons aussi nos sentiments de gratitude à nos anciens maîtres des Hôpitaux de Paris et du Havre.

C'est pour nous également un devoir de reconnaissance de remercier ici notre savant et excellent ami M. le Dr Pilliet des conseils qu'il nous a donnés pour ce modeste travail.

Considérations générales sur le cæcum et la région cæcale.

Avant de commencer l'étude de la tuberculose chronique du cæcum, il nous faut dire quelques mots de l'anatomie de cet organe, la connaissance de ses rapports nous montrera le mode d'envahissement des parties voisines. Celle de sa configuration intérieure et de sa structure nous expliquera jusqu'à un certain point la localisation spéciale de l'affection.

Le cæcum est un cul-de-sac qui forme la première partie du gros intestin.

Il est situé dans la fosse iliaque droite — deux ligaments péritonéaux l'y maintiennent ; l'un, *ligament supérieur du cæcum*, l'unit à la paroi lombaire ; l'autre, *ligament inférieur du cæcum*, le fixe à la fosse iliaque.

Chez les quadrupèdes, le cæcum obéissant à la pesanteur se détache de la paroi abdominale postérieure et retombe sur la paroi ventrale entraînant le péritoine, d'où la présence d'un mésocæcum. Ce mésocæcum se retrouve dans l'espèce humaine chez la plupart des sujets (Bardeleben, Trèves, Tuffier). Il en résulte ce fait très important que le cæcum est entouré de toutes parts par le péritoine.

On disait autrefois que cette séreuse passait simplement au-devant du cæcum à la manière d'une sangle. Les hernies cæcales extra-péritonéales viennent à l'appui de cette opinion, mais les dissections montrent que cette disposition est la grande exception. Dans ces cas, le cæcum repose directement sur le tissu cellulaire de la fosse iliaque.

Il faut dire que dans les cas de mésocæcum, le péritoine intimement uni à la paroi antérieure du cæcum se détache très facilement de la paroi postérieure.

Dans tous les cas, par conséquent, c'est vers le tissu cellulaire de la fosse iliaque que se propageront le plus facilement toutes les lésions cæcales.

En effet, toutes les réactions inflammatoires entraînent des adhérences péritonéales. Le tissu cellulaire résiste moins bien. Au cas où
le péritoine se laisse perforer, les adhérences limitent la lésion. Il y a
aussi péritonite, mais circonscrite le plus souvent.

En somme, si sur le squelette de la fosse iliaque on place le psoas
iliaque avec son aponévrose, sur celle-ci le cæcum entouré de péritoine jusques et y compris l'appendice vermiforme; si l'on glisse enfin,
entre le péritoine et le fascia iliaca, du tissu cellulaire communiquant
avec le tissu cellulaire sous-péritonéal dans toutes ses parties, on
aura le schéma de la région.

Dans ce tissu cellulaire, il faut signaler des ganglions qui souvent
deviennent tuberculeux.

Pour l'exploration de cette région, il faudra suivre les règles géné-
rales de l'exploration abdominale. Le malade sera couché sur le dos,
les reins reposant sur le matelas, les cuisses légèrement fléchies et
soutenues. (M. Guyon préfère que les cuisses soient étendues, leur
flexion occasionnant un éveil musculaire qui peut gêner la palpation.)

On fera ouvrir la bouche du malade, on lui dira de respirer largement, alors on appuiera avec le plain de la main, on appuiera progres-
sivement en profitant des mouvements inspiratoires.

Pour bien juger de l'étendue de la lésion il faudra explorer ensuite
la fosse iliaque gauche.

Le toucher rectal devra compléter l'exploration de même que le
toucher vaginal chez la femme.

Nous devons dire, pour mémoire, que l'on a signalé des cas de dépla-
cements du cæcum; on l'a retrouvé dans le petit bassin entre la vessie
et le rectum; il va de soi que dans ces cas, l'aspect général de la lésion
est modifié.

L'existence du cul-de-sac cæcal, résulte du mode d'abouchement de
l'iléon dans le gros intestin; cet abouchement se fait de telle façon
qu'une partie du cæcum déborde en bas l'extrémité de l'iléon.

Schiefferdecker et Tuffier ont récemment montré que l'angle iléo-
cæcal correspond presque toujours à la symphyse sacro-iliaque
droite.

Chez le fœtus et chez le nouveau-né cet angle est situé beaucoup
plus haut, le bassin étant insuffisant encore pour contenir les différentes parties qu'il recevra plus tard.

Si l'on incise le cæcum on voit sur sa surface intérieure des plis et des *poches* correspondant aux dépressions transversales et aux bosselures de la surface extérieure, on y voit aussi trois *bandes* saillantes correspondant aux trois dépressions longitudinales extérieures.

Enfin, et c'est l'important, on aperçoit l'orifice de l'appendice vermiculaire, et la valvule iléo-cæcale.

Le premier est le plus souvent étroit, parfois infundibuliforme ; il peut présenter un repli semi-lunaire de la muqueuse, sorte de valvule (Nanninga en a même signalé un second, un peu au-dessous du premier).

Situé sur les parties déclives du cæcum, il peut devenir le réceptacle de corps étrangers de toute nature et c'est l'origine, la plus fréquente de beaucoup, du phlegmon de la fosse iliaque de la pérityphlite.

Le second orifice ou valvule de Bauhin est le point de terminaison du petit intestin, c'est l'invagination du petit intestin dans le cæcum, pas de tout le petit intestin mais seulement de la tunique muqueuse, de la tunique cellulaire et de la portion circulaire de la tunique musculaire ; les fibres musculaires longitudinales de l'intestin grêle se continuent directement avec celles du gros intestin et n'entrent pour rien dans la constitution de la valvule. En effet, si l'on divise en dehors de la valvule le péritoine et les fibres musculaires longitudinales, et si l'on tire, la valvule disparaît, et l'intestin grêle s'allonge par le dédoublement des parois adossées qui constituent la valvule.

Sur le trajet intestinal, il existe donc trois points rétrécis qui sont : à l'origine de l'intestin grêle, le pylore ; à la terminaison du gros intestin, la portion sphinctérienne du rectum ; à l'union des deux intestins la valvule iléo-cæcale. Ce sont les sièges d'élection des tumeurs cancéreuses. En effet le cancer du cæcum siège dans l'immense majorité des cas sur la valvule iléo-cæcale.

La muqueuse du cæcum est plus épaisse que celle de l'intestin grêle, elle est dépourvue de valvules conniventes et de villosités, sa surface est criblée de petits trous qui sont des orifices glandulaires ; les glandes tubulées de Lieberkühn ne sont en effet pas moins nombreuses dans le gros intestin que dans l'intestin grêle. Elles sont plus longues que dans ce dernier, parce que la muqueuse elle-même est plus épaisse. On trouve dans le cæcum des plaques de Peyer, la valvule iléo-cæcale en est parfois couverte ; c'est, en effet, dans l'iléon dernière portion, que se trouvent surtout les plaques de Peyer ; ce fait est important.

En effet, les tubercules de l'intestin ont deux origines (Luton) : « ou bien, ils procèdent d'une granulation grise déposée sous le péritoine comme cela arrive dans une granulie universelle ; ou bien ils sont formés par un dépôt caséux opéré dans un follicule clos de la muqueuse, ou dans une plaque de Peyer ». Nous voyons donc que la plaque de Peyer est un lieu d'élection pour le tubercule. La présence de nombreuses plaques de Peyer, au niveau du cæcum, et spécialement de la valvule iléo-cæcale, explique donc la localisation de tubercules en ce point.

D'autre part, si l'on se rappelle que, dans le cul-de-sac cæcal, s'accumulent les matières fécales, et que la tuberculisation intestinale reconnaît souvent comme origine les matières ingérées (lait tuberculeux, viandes suspectes, crachats chargés de bacilles), on concevra que la contamination est plus facile en ce point de l'intestin qu'en un autre.

L'infection se faisant aussi par les vaisseaux, il est utile de les rappeler.

Les artères du cæcum et de l'appendice vermiculaire viennent de l'extrémité terminale de la mésentérique supérieure, sous le nom de « artères iléo-cæcales, et de branche vermiculaire (Trèves, et Tuffier). Les veines se rendent à la grande mésaraïque en suivant le trajet des artères.

Les lymphatiques se jettent dans les ganglions du repli iléo-cæcal supérieur (Tuffier).

De ces considérations anatomiques il résulte que les *inflammations simples* du cæcum ont le plus souvent pour point de départ l'appendice iléo-cæcal ; un corps étranger y pénètre, l'oblitère, il y a distension, compression, d'où gêne circulatoire de la région, et par suite des plaques de mortification, de gangrène ; tout cela ne va pas sans réactions inflammatoires. C'est l'histoire habituelle de la pérityphlite. Les fièvres, graves les traumatismes de toutes sortes, fractures, écrasements, plaies pénétrantes, marches forcées, refroidissements, etc., sont des causes exceptionnelles. Chez la femme il faut toutefois signaler l'état puerpéral ; l'infection se fait par l'intermédiaire du ligament large dont le tissu cellulaire communique avec celui de la fosse iliaque.

Mais dans ces cas c'est la pérityphlite d'emblée ; il y a surtout de l'empâtement de la région, et ce n'est que plus tard, lorsque la collection purulente s'est formée, qu'on a la sensation de tumeur.

En second lieu, le cancer du cæcum siège le plus souvent sur la valvule iléo-cæcale, c'est-à-dire au point retréci, comme c'est la règle pour les cancers.

Enfin si la tuberculose intestinale est plus fréquente au cæcum et particulièrement au niveau de la valvule iléo-cæcale, cela tient : d'abord à ce que le cæcum, surtout chez les femmes, devient un véritable réservoir, souvent très vaste, et à ce que, par conséquent, le contact en ce point de la muqueuse avec les matières susceptibles de tuberculiser les tissus est plus long ; cela tient encore à la présence d'un grand nombre de follicules lesquels sont des lieux d'élection pour les dépôts tuberculeux, et enfin à ce qu'au niveau de la valvule, les frottements sont plus considérables et par suite les érosions plus faciles.

Nous n'avons voulu signaler que les points intéressant notre étude, l'histoire complète de l'anatomie du cæcum nous eût entraîné trop loin, et sortait des limites de notre sujet.

II

Étiologie et Pathogénie.

L'infection tuberculeuse par les voies digestives a été dûment démontrée par les belles expériences de M. Villemin sur des lapins auxquels il fit ingérer des liquides dans lesquels avait été trituré un morceau de poumon de phtisique, ou sur des cobayes auxquels il fit prendre des pâtes de consistance d'opiat, faites avec du son et des crachats virulents. M. Chauveau confirma bientôt ces recherches par des expériences reproduites depuis par un grand nombre de vétérinaires (Leisering, Zurn, Viseur, etc.).

Cette tuberculose intestinale chez l'homme peut être primitive d'emblée. Parrot (Spillmann) cite l'observation d'un jeune enfant de 7 mois qui mourut dans son service avec des ulcérations tuberculeuses de l'intestin, accompagnées d'engorgement des ganglions mésentériques correspondants, alors que les poumons étaient parfaitement sains. Les observations I et VII de la thèse de M. Girode (Intestin des tuberculeux. Paris, 1891) ne laissent aucun doute à cet égard. Néanmoins, dans la généralité des cas, on rencontre simultanément des lésions de l'intestin et du poumon, celles-ci pouvant être silencieuses, latentes et n'être révélées que par l'autopsie. Les tuberculoses locales (tumeur blanche, épididymite tuberculeuse) peuvent peut-être aussi ultérieurement devenir le point de départ de la tuberculose intestinale ; nous le mentionnons, bien que nous n'ayons aucune observation de ce fait.

Quoi qu'il en soit, il est acquis aujourd'hui que l'homme peut infecter son tube digestif de trois façons : en s'alimentant avec du lait ou de la viande provenant d'animaux tuberculeux ; en avalant ses crachats.

1° CONTAMINATION PAR LE LAIT. — Le lait tuberculeux est la cause la plus fréquente de la tuberculose abdominale chez l'enfant. Depuis que l'identité de la pommelière de la vache avec la tuberculose humaine a été établie, les études et les expériences sur ce point se sont multipliées avec des conclusions souvent contradictoires (Gerlach, Klebs, Chauveau, Virchow, Koch, etc.) ; les uns affirmant que le lait des vaches tuberculeuses peut servir de véhicule au produit infectieux, les autres n'admettant la contagion possible par le lait que dans les cas où il existe une tuberculose locale de la mammelle ou des trayons.

Cependant il est hors de doute aujourd'hui (Stein, May, Bang, etc.) : 1° que le lait provenant de vaches atteintes de tuberculose mammaire est infectieux ; 2° qu'en dehors de ce cas, la contamination par le lait n'est pas très fréquente (Bang), et que l'infection ne se produit que lorsque la tuberculose est généralisée.

2° CONTAMINATION PAR LA VIANDE. — MM. Toussaint et Bouley ont fait prévaloir au Congrès des vétérinaires de 1883 cette notion que *la fibre musculaire, le sang* et *le suc musculaire* de tout animal atteint de tuberculose portent en eux le germe morbide. MM. Arloing et Nocard ont postérieurement exigé quelques réserves à ce sujet, et n'ont admis la contagion certaine que dans les cas *de généralisation de la tuberculose.* Néanmoins le Congrès de la tuberculose de 1888 n'a pas hésité à voter cette conclusion : « Il y a lieu de poursuivre par tous les moyens l'application générale du principe de la saisie et de la destruction totale, pour toutes les viandes provenant d'animaux tuberculeux, *quelle que que soit la gravité des lésions spécifiques trouvées sur les animaux.* »

La coction même des aliments ne peut prémunir contre l'infection tuberculeuse, car la température à laquelle on porte d'ordinaire les viandes alimentaires ne dépasse guère 60°, 70° et n'est pas suffisante à détruire la virulence du bacille. Elle l'est d'autant moins que nous savons par les recherches récentes de MM. Strauss et Gamaleia que même la mort du bacille ne l'empêche pas de produire des granulations tuberculeuses.

Ces auteurs ont en effet montré que des cultures de bacilles de la tuberculose humaine où l'organisme était tué par un séjour suffisant dans l'étude à 125°, pouvaient, lorsqu'elles étaient injectées aux animaux produire chez eux de vrais tubercules où l'on retrouvait les bacilles morts (*Arch. de médecine expérimentale*, 1891).

CONTAMINATION PAR LES CRACHATS. — Comme nous l'avons dit plus haut, les lésions pulmonaires coexistent le plus souvent aux lésions intestinales soit que l'infection ait débuté par le tube digestif (cas rares, mais certains), soit que les voies respiratoires aient été primitivement atteintes.

Dans ce second cas, le malade peut donc s'infecter lui-même par ses propres crachats. Les expériences de Villemin sont assez probantes à cet égard, et bien avant lui, Malin avait vu 2 chiens succomber à la maladie de leur maîtresse phtisique après avoir avalé ses crachats. Aujourd'hui personnes ne conteste que la déglutition des crachats ne soit l'une des causes principales de l'infection secondaire de l'intestin. Ces crachats ne contiennent pas seulement des bacilles de Koch, mais des produits organiques toxiques, des ptomaïnes dont le contact avec l'intestin peut sans doute créer cette entérite prétuberculeuse admise par nombre d'auteurs et si favorable à l'infection bacillaire ultérieure de l'intestin.

Le passage de la matière infectieuse dans l'œsophage est rapide et l'acidité du suc gastrique peut détruire ses propriétés. Seule l'existence d'un catarrhe gastrique peut permettre au virus de passer dans l'intestin sans modification (Conheim). Koch dit également que « les acides de l'estomac détruisent le bacille tuberculeux » et l'empêchent d'arriver jusquà l'intestin.

Mais l'étude de la biologie du bacille de Koch a prouvé qu'il est accompagné de formes jeunes de spores dont la résistance est beaucoup plus considérable. Ce sont donc ces spores non détruites par le sucs de l'estomac qui passant dans l'intestin, y trouvent un milieu favorable à leur germination (Girode. Th. Paris, 1891).

Nous venons d'examiner rapidement les différents modes de l'infection tuberculeuse intestinale ; mais le bacille peut n'être pas toujours apporté par les voies digestives ; dans certaines phtisies aiguës, alors que les granulations envahissent l'organisme, la voie sanguine doit aider probablement à la dissémination du bacille (Lyon. *Gaz. des hôpitaux*, n° 139).

L'élément infectieux arrivé par ces voies différentes au contact des parois intestinales, contaminera donc de préférence les points où le contact entre la paroi et le contenu se prolonge, c'est-à-dire *la fin de l'iléon et le cæcum* (Girode).

Examinons donc rapidement par quelles voies, de quelle manière se fait l'infection ; quelles sont ses portes d'entrée, quels sont ses lieux d'élection, son mode de propagation.

D'après Broussais et après lui Leblond, Rilliet et surtout Fonssagrives et Hanot, l'entérite préexistante avec ses lésions multiples, ses érosions, ses ulcérations, serait une des grandes causes favorisant l'envahissement de l'intestin par le bacille qui trouve ainsi les portes toutes ouvertes. Certes, l'entérite prétuberculeuse peut être admise, mais est-il nécessaire que l'épithélium de la muqueuse intestinale soit détruit pour que la pénétration du bacille et l'infection consécutive puissent avoir lieu (Baumgarten, Orth, Wesener)? Il est permis d'en douter après les récents travaux de Dobroklonski dont les résultats ont été communiqués au Congrès de la tuberculose. Tel est aussi, du reste, l'avis de M. le professeur Cornil. Nous ne relaterons pas ici les expériences de Dobroklonski, nous allons seulement énumérer les conclusions de l'expérimentateur :

En résumé, « la tuberculose peut infecter l'organisme par les voies digestives ; pour que cette infection ait lieu, il n'est pas nécessaire qu'il existe ni une lésion de la paroi intestinale, ni une desquamation épithéliale, ni une modification locale quelconque, ni un processus inflammatoire antérieur ; le bacille peut traverser facilement la couche épithéliale complètement normale. Les bacilles ne sont pas capables de provoquer dans la paroi un processus inflammatoire ou une modification de la couche épithéliale, s'ils ne restent pas longtemps en contact avec la paroi » (Dobroklonski).

Voici maintenant, d'après M. Tchistowitch (*Annales de l'Institut Pasteur*, 1889), la répartition des bacilles et le mode de propagation dans l'intestin.

Dans la tuberculose intestinale où la muqueuse a servi de porte d'entrée à l'organisme infectieux, il a vu, au début, des bacilles dans la couche épithéliale ou sous cette couche épithéliale, placés dans des leucocytes qui eux-mêmes étaient logés dans les cellules épithéliales ou entre ces cellules. Cette couche étant traversée, *la propagation des bacilles dans les parois de l'intestin se fait par la voie lymphatique.*

Rarement, les micro-organismes ont été vus dans l'endothélium vasculaire ; plus rarement encore à l'intérieur des vaisseaux.

Quand il y a des ulcérations, les bacilles sont le plus nombreux au bord ou au fond de l'ulcération, leur nombre diminue dans la profondeur ; ils sont rares dans les granulations intra-musculaires, très rares dans la séreuse.

L'existence et la fréquence des cellules géantes sont, toujours d'après Tchistowicht, inversement proportionnelles à la fréquence et à l'existence du bacille.

Après ces considérations pathogéniques, nous allons étudier les lésions macroscopiques et microscopiques du cæcum dans les formes de typhlite tuberculeuse chronique dont nous présentons les observations à la fin de cette étude.

III

Anatomie pathologique.

M. Spillmann, dans sa thèse d'agrégation (1878) a le premier, reprenant les travaux antérieurs sur la tuberculose intestinale, fixé les caractères et étudié la nature de la typhlite tuberculeuse. Les travaux intéressants de M. Duguet, dont nous reproduisons ici deux observations, lui ont fourni en partie la base de cette partie de son étude (obs. 1 et 2). Voici en quels termes il décrit rapidement les lésions macroscopiques de cette forme de typhlite : « Les lésions macroscopiques de la typhlite tuberculeuse consistent dans l'ulcération du cæcum et de la *valvule iléo-cæcale*, ainsi que dans la propagation au tissu sous-péritonéal qui est en rapport avec le cæcum et au péritoine sous-jacent lui-même. »

M. Hanot, dans sa thèse d'agrégation sur *Les rapports de l'inflammation et de la tuberculose* (1883) rappelle seulement, sans s'y attarder, que l'origine tuberculeuse de quelques typhlites se trouve mentionnée dans tous les auteurs qui se sont occupés de la question, c'est-à-dire dans Blatin, Barié, Paulier, Damaschino, Duguet, etc.

Mais c'est dans le *Traité de la phtisie pulmonaire* de MM. Hérard, Cornil et Hanot (1888) que nous trouvons les renseignements les plus précis (p. 121). Ils admettent pour l'intestin : 1º la présence de granulations tuberculeuses dans les culs-de-sac glandulaires et dans les villosités.

2º L'inflammation tuberculeuse des follicules lymphatiques isolés ou agminés ; les follicules pris sont plus volumineux et leur centre est caséeux.

3º L'infiltration du tissu conjonctif. Il en résulte un tissu complexe, embryonnaire, parsemé de granulations tuberculeuses et très apte lui-même à subir la suppuration et la gangrène moléculaire.

B. 2

On voit aussi, cités dans ces auteurs, le rétrécissement de l'iléon, parsuite d'ulcérations tuberculeuses, lésions dont M. Darier a montré un bel exemple à la Société anatomique et le rétrécissement de la valvule iléo-cæcale qui aurait été mentionné par Klebs.

D'après les pièces présentées ces temps derniers à la Société anatomique, nous pouvons résumer ainsi la description des lésions observées.

I. **A l'œil nu.** — Le cæcum se présente sous la forme d'une masse dure, épaisse, volumineuse. De cette masse qui, quand on l'enlève, donne la sensation d'une tumeur lourde, localisée, peut partir un chapelet de petits ganglions caséeux rouges violacés, qui remonte tout le long de l'aorte jusqu'au pancréas (obs. 6).

La tumeur ouverte laisse voir (obs. 3) : en bas, l'iléon généralement très reconnaissable ; en haut, le gros intestin. Le cæcum offre la forme et le volume d'une petite orange à parois *épaisses* et *rigides*. *La valvulve a généralement disparu* en totalité ou en partie (obs. 2, 6) et l'appendice peut être atrophié et rejeté latéralement (obs. 4).

Lam uqueuse du côté de l'iléon présente des ulcérations siannulaires souvent cachées par le bourgeonnement des plis muqueux, tomenteux et fortement injectés de sang. Aussi, tous les observateurs tendent à décrire en cet endroit une muqueuse rouge, violacée, épaisse, couleur lie de vin (obs. 1, 4, 6).

L'aspect de la *muqueuse cæcale* proprement dite peut être autre. L'ulcération est limitée du côté du côlon par un bord serpigineux au contact duquel la muqueuse est bourgeonnante et épaissie, mais non injectée de sang (obs. 6) et parsemée de points blancs opaques, qui sont des tubercules caséeux non ulcérés, mais enfouis dans le chorion et recouverts par les glandes. Parfois l'ulcération isole un fragment de muqueuse et le découpe en languettes simulant une houppe comparable aux petits bouquets observés dans certaines tuberculoses chroniques du larynx. Ces languettes sont d'inégal volume, beaucoup ont plus d'un millimètre de longueur. Elles sont parfois très abondantes et masquent les ulcérations (obs. 6). Cette muqueuse ainsi *épaissie, tomenteuse* et *crevassée* peut évoquer l'idée d'un cancer épithélial.

Le chorion est très épaissi (jusqu'à 1 centimètre), mais épaissi également, régulièrement sur toute l'étendue de la tumeur. Son tissu, à la section, est grisâtre, rigide, les fibres musculaires semblent hypertrophiées. Enfin, on peut rencontrer, disséminés près de la séreuse péritonéale, des points blanchâtres qui sont le centre de tubercules massifs souvent plus étendus qu'on ne pourrait le croire à l'œil nu.

La séreuse épaissie est bosselée par ces masses, mais ne présente presque jamais l'affection lymphatique ordinaire de sulcérations intestinales.

En somme, cette forme spéciale de tuberculose, loin de déterminer un amincissement des tuniques, comme les autres ulcérations tuberculeuses, s'accompagne d'un *épaississement* très marqué des tuniques ; d'où l'aspect d'une tumeur qui, à l'ouverture du ventre, évoque l'idée d'un néoplasme.

II. — **Examen histologique.** Nous examinerons successivement les altérations dans la *muqueuse*, la *sous-muqueuse* et la *couche péritonéale*.

1° MUQUEUSE. — Elle est toujours très épaissie, très vascularisée (d'où l'aspect rouge vineux signalé) ; l'épithélium superficiel n'existe plus, la dilatation des petits vaisseaux est énorme. Les follicules tuberculeux sont très rares dans cette couche de la paroi cæcale.

a. Les *villosités* sont allongées, épaissies, augmentées de volume, soudées entre elles en pyramides, et à leur surface, on voit les vaisseaux dilatés, pleins de sang former de petites houppes rigides. Des cellules embryonnaires rondes ont envahi en grand nombre le réseau à mailles formées par les prolongements des cellules étoilées qui constituent presque uniquement le tissu de ces grosses villosités. Au niveau des ulcérations, ces villosités manquent complètement.

b. Les *glandes* se trouvent très abondantes au bord des ulcérations ; elles sont raccourcies, pelotonnées, à cul-de-sac dilaté, offrant l'aspect de glandes acineuses. Leurs cellules sont petites, cubiques, très serrées, et sans plateau ; leur épithélium tend à revenir à l'état indifférent. Elles se groupent parfois en masse à la base des grosses pyramides formées par les villosités soudées. Souvent encore elles sont détruites en partie ou en totalité par l'énorme prolifération de cellules embryonnaires. Au niveau des ulcérations elles manquent.

En résumé, la muqueuse en dehors et au bord des ulcérations présente les modifications que nous venons de signaler. Elle est complètement détruite au niveau des ulcérations au fond desquelles la musculeuse est laissée à nu.

2° Sous-muqueuse et musculeuse. — a. *Sous-muqueuse.* — Sous les villosités, au-dessous du muscle de Brücke, on rencontre une infiltration diffuse et très abondante de cellules embryonnaires formant une nappe épaisse qui occupe la place de la sous-muqueuse. Ces amas lymphoïdes nodulaires soulèvent la muqueuse au bord des ulcérations, et ce sont ces saillies superficielles qui donnent la caractéristique de cette forme de typhlite que nous étudions. Toute cette couche est sillonnée de vaisseaux très dilatés, gorgés de sang ; on peut y rencontrer disséminés çà et là des follicules clos en voie de tuberculisation.

C'est le point de tout le tissu qui peut parfois ressembler le plus à du sarcome.

b. *Musculeuse.* — Cette nappe d'infiltration embryonnaire diffuse que l'on rencontre dans la couche précédente, peut se poursuivre dans la couche musculeuse dont les vaisseaux également très dilatés et congestionnés, à endothélium hypertrophié, peuvent être en partie remplis de leucocytes. Ces cellules embryonnaires remplissant les vaisseaux ou en sortant par diapédèse dissocient, isolent les faisceaux musculaires à un tel point parfois, qu'on ne rencontre souvent plus çà et là que quelques paquets disséminés de fibres dont la direction générale est impossible à reconnaître. Parfois cependant, bien qu'entamée en beaucoup de points, elle peut plus ou moins bien résister à cette dissociation et ses deux plans sont encore reconnaissables. Souvent cette couche musculeuse est *épaissie*, soit par le fait de cette dissociation, soit par prolifération vraie de cellules lisses.

Dans cette seconde couche, les follicules tuberculeux sont très rares ou peuvent même le plus souvent ne pas être rencontrés ; donc *en général* l'infiltration diffuse tuberculeuse, mais sans follicules tuberculeux, semble dominer presque exclusivement dans ces deux premières couches de la paroi cæcale. Les vrais tubercules ne se rencontrent guère que dans la couche suivante.

3° Couche sous séreuse. — Dans cette couche le plus souvent très épaissie, on trouve toujours de gros tubercules massifs formant une couche parfois ininterrompue dont la présence épaissit considérablement l'intestin et soulève en la bosselant la paroi péritonéale.

Ces tubercules massifs souvent très volumineux et à contours irréguliers sont à évolution fibreuse ou fibro-caséeuse. Dans ce second cas, ce sont les centres fibro-caséeux qui forment ces points blanchâtres disséminés près de la séreuse péritonéale que nous avons signalés plus haut et que l'on peut apercevoir à l'œil nu. Ils peuvent présenter des cellules géantes en plus ou moins grand nombre.

On le voit, d'après l'étude de ces lésions (épaississement des couches de la paroi intestinale, évolution fibreuse ou fibro-caséeuse des tubercules), il existe réellement une forme lente, chronique de typhlite tuberculeuse, simulant un néoplasme.

IV

Symptômes et diagnostic.

1° **Symptômes**. — On peut diviser les symptômes de cette forme chronique de tuberculose cæcale en symptômes locaux et en symptômes généraux.

Symptômes locaux.

a. SYMPTOMES PHYSIQUES. — 1° L'*inspection* du ventre peut souvent ne fournir aucun renseignement (obs. 1) ; parfois pourtant il existe un ballonnement plus ou moins prononcé ; ce ballonnement est généralisé à tout l'abdomen (obs. 3, 4, etc.) ou localisé à la fosse iliaque droite dans laquelle le cæcum distendu formant une masse plus ou moins dure, bosselée, peut parfois proéminer et être délimité par le regard (obs. 2).

2° La *palpation* fournit des renseignements plus exacts. Pratiquée avec soin, avec douceur (comme nous l'avons dit dans notre chapitre, I), elle fournit la sensation d'une tumeur en boudin de volume variable, souvent assez volumineuse, plus ou moins molle, pâteuse, ou au contraire dure, rénitente, siégeant au niveau du cæcum et remontant parfois jusque sur le côlon ascendant dans l'hypochondre. Cette masse le plus souvent très nettement délimitable est plus ou moins mobile (suivant qu'il y a eu déjà, ou non formation, d'adhérences péritonéales), presque toujours douloureuse, surtout quand on déprime la région ou qu'on essaye d'imprimer à cette masse des mouvements en sens divers.

3° Enfin la *percussion* dénote presque toujours dans la fosse iliaque droite une matité plus ou moins accusée surtout à la hauteur du cæcum, de l'appendice et parfois de la partie inférieure du côlon ascendant. Cette percussion souvent très douloureuse doit être faite avec beaucoup de soin.

L'aspect extérieur du malade offre toujours des signes d'une cachectisation plus ou moins profonde rappelant parfois, à si méprendre, la cachexie cancéreuse. Les traits sont tirés, la face et le corps amaigris, les téguments décolorés, les signes de dénutrition très marqués, et la perte de force qui s'ensuit est toujours accusée par le malade.

b. SYMPTÔMES FONCTIONNELS. — La *diarrhée* constitue souvent le premier signe, le premier phénomène de la tuberculose ; lorsqu'elle persiste pendant un certain temps, et qu'on voit survenir de l'abattement, de la perte des forces, un amaigrissement rapide, parfois un peu de fièvre le soir, on peut souvent, que le malade tousse ou non, qu'il ait ou non des signes de tuberculisation pulmonaire, affirmer l'existence de lésions tuberculeuses de l'intestin (Spillmann).

D'autre part Chomel a émis cette proposition vérifiée par Trousseau et tant d'autres et qui peut s'appliquer parfaitement ici : « La diarrhée chronique avec fièvre et sueurs nocturnes est un signe à peu près certain de tuberculisation chronique. »

Cette diarrhée chronique, se montrant au début, au courant ou à l'issue fatale de l'affection tuberculeuse chronique du cæcum, s'établit ordinairement *par poussées* à intervalles plus ou moins éloignés (de 2-3 jours à quelques semaines), ou alterne avec une constipation très marquée.

Elle peut néanmoins être persistante, opiniâtre et résister à tout traitement.

Les selles sont presque toujours liquides, plus ou moins abondantes et sont souvent striées de sang et caractérisées par une odeur infecte (obs. 4). Il peut exister (comme dans toute tuberculose intestinale) des excoriations susceptibles de se tuberculiser et de produire des abcès ou des fistules.

La *fièvre* est encore un élément précieux de diagnostic. Toutefois elle peut manquer pendant de longues périodes (obs. de M. Broca). Comme la diarrhée, ce symptôme important apparaît le plus souvent *par poussées*, à exaspération vespérale, accompagnée de sueurs nocturnes souvent abondantes.

Symptômes généraux.

Tout le cortège de symptômes caractérisant l'hecticité : amaigrissement plus ou moins rapide, sueurs, perte progressive des forces, pâleur des téguments, émaciation, anorexie, etc..., peuvent survenir à différents stades, mais *surtout à la fin* de cette affection chronique. Les vomissements purement alimentaires peuvent apparaître tous à les degrés de la maladie, spontanément ou provoqués par l'examen de la région cæcale.

Les symptômes fournis par l'état des poumons, l'auscultation, la toux, les crachats et permettant d'établir le diagnostic de tuberculose pulmonaire concomitante, peuvent être d'un grand secours pour éclairer les doutes ou corroborer le diagnostic présumé de typhlite tuberculeuse.

La tuberculose pulmonaire pouvant être, le plus souvent, au début ou à évolution fibreuse, il faudra s'attendre à ne pas rencontrer de cavernes étendues, et tenir compte avec soin de tous les signes d'induration des sommets (observation de M. Broca). Les tuberculoses locales, bien qu'il n'y ait pas d'observations recueillies à cet égard, peuvent également confirmer les présomptions, en cas d'hésitation.

Munis de tous ces symptômes, de tous ces éléments, il faut faire le diagnostic différentiel de cette affection avec *le cancer de la valvule et la typhlite ordinaire*, puisque ces principaux signes lui sont communs avec ces deux affections.

1° *Avec le cancer de la valvule.* — Le symptôme commun est la tumeur, mais, dans le cancer, les masses néoplasiques sont bosselées, inégales ; dans cette forme de typhlite, le boudin que l'on sent à la palpation est plus égal, plus dur, rénitent, plus long.

Le tableau clinique surtout est différent.

Dans le cas de cancer, la *constipation* est la règle ; elle est suivie d'une *débâcle* bien caractéristique, survenant après une obstruction plus ou moins longue et souvent les selles prennent l'aspect de *melæna* ou contiennent des détritus ichoreux (Damaschino). —

Dans cette forme chronique de typhlite la *diarrhée* est au contraire la règle, une diarrhée persistante ou le plus souvent survenant par petites poussées alternant avec un peu de constipation ; mais jamais de débâcle. Les évacuations alvines sont liquides, souvent claires ou striées de sang ; mais jamais de melæna.

Dans le cancer *la fièvre n'existe généralement pas*, ou si elle existe n'a pas le caractère hectique que présente celle de la typhlite tuberculeuse.

Dans l'affection que nous étudions, les petites *poussées fébriles*, à exaspération vespérale, accompagnées de sueurs nocturnes, *sont la règle*.

La cachexie survient plus tôt chez le cancéreux, de plus elle n'offre pas tout à fait les mêmes caractères : l'inappétence et le dégoût des aliments est porté à un degré plus extrême chez le cancéreux ; et à la pâleur primitive des téguments succède le plus souvent chez ce dernier la *teinte jaune paille* caractéristique, qu'on ne retrouve jamais dans les observations de typhlite tuberculeuse chronique.

Les vomissements sont quelquefois fécaloïdes, et l'occlusion intestinale se voient parfois au cours de l'évolution d'un cancer de l'intestin grêle et de la valvule (Lefeuvre, *Soc. anat.*, 1867). Ils sont toujours alimentaires, et l'occlusion intestinale n'a jamais été signalée dans la tuberculose cæcale chronique.

Enfin la concomitance d'autres lésions tuberculeuses (tuberculose pulmonaire, tuberculoses locales) peut, en cas de doute, en s'ajoutant aux symptômes différentiels précédents, trancher la question, et permettre l'établissement du diagnostic.

2° *Avec la typhlite ordinaire.*

La fièvre est surtout ici l'élément commun. Mais elle s'établit en général très *brusquement*, devient parfois rapidement très *vive* et persistante dans le cas de typhlite ordinaire.

Dans la forme tuberculeuse chronique, au contraire on constate d'abord un mouvement fébrile léger, pouvant s'accentuer mais procédant *par poussées* avec rémission matinale.

La *diarrhée* s'établit de même lentement, par poussées, sans alternance de constipation opiniâtre et de débâcle et sans l'occurrence d'une occlusion intestinale dans la forme tuberculeuse chronique. La *constipation* est souvent le début et la cause de la typhlite ordinaire ; l'occlusion intestinale a été parfois signalée au cours de cette dernière affection.

L'accumulation des matières fécales dans le cœcum peut, à la palpation, donner une sensation de tumeur en boudin dessinant plus ou moins nettement cette partie du gros intestin, mais le plus souvent cette tumeur est molasse, plus ou moins pâteuse (comme toute la région du reste) ; elle passe par des alternatives d'augmentation de volume et de régression.

Dans le cas de typhlite tuberculeuse chronique, au contraire, elle est plus dure, rénitente, surtout *fixe*, sans jamais présenter de phase régressive.

Enfin et surtout l'évolution des symptômes et la marche de la maladie, lente et progressive dans la tuberculose cæcale chronique, le plus souvent aiguë et rapide dans la typhlite ordinaire, devront encore venir s'ajouter aux autres éléments de diagnostic que nous venons de signaler.

Le diagnostic pourra encore être plus nettement établi par la recherche du bacille dans les selles et dans le pus de la fistule (quand elle existe). Lichteim, Crämer, Giacomi, etc , l'ont retrouvé dans les selles. M. Girode l'a trouvé 6 fois sur 10 (Th. Paris, 1888).

Pour le mucus des selles et le pus de la fistule, l'examen se fera par le frottis de lamelles (comme d'habitude) ; on étalera un peu du mucus des selles ou de pus de la fistule recueilli à l'aide d'une anse de platine stérilisée sur une lamelle et on laissera sécher. Il faut éviter autant que possible de faire le frottis avec 2 lamelles accolées. La lamelle étant sèche, on fixe le frottis en la passant sur une flamme, et on peut la colorer ensuite par l'une quelconque des méthodes connues, et en particulier celle de Ziehl qui a l'avantage d'être très sûre et très rapide (coloration par la fuchsine phéniquée bouillante, décoloration par l'acide sulfurique au 1/4). Pour la recherche dans les selles, les préparations devront être multipliées.

V

Observations

OBSERVATION I. — *Tuberculisation chronique des poumons et de l'intestin. Typhlite phlegmoneuse. Mort. Autopsie.* DUGUET. *Compte rendus de la Soc. de biologie, 1869).* Observation résumée.

P..., Marie, 34 ans, entrée le 30 mars 1869 à la Pitié, chez M. Peter. Antécédents héréditaires nuls. Depuis 6 ans, elle tousse, crache, maigrit et perd ses forces. Il y a 3 ans, elle a craché un peu de sang. Il y a 10 mois, péritonite, sans cause appréciable, la forçant à garder le lit pendant 3 mois. Depuis cette époque, inappétence, diarrhée et vomissements fréquents. Aménorrhées, sueurs nocturnes abondantes. A son entrée, la malade offre un aspect très cachectique, maigreur extrême, ongles hippocratiques ; points douloureux en diverses régions du thorax déformé, aplati. Expectoration abondante avec crachats purulents, déchiquetés, striés de sang. Matité complète, dans les 2 fosses sus-épineuses et dans la fosse sus-épineuse gauche. Souffle intense, caverneux, dans la moitié supérieure du poumon gauche, craquements humides à droite. La diarrhée continue. Le 16 avril elle est tellement abondante qu'elle amène des syncopes ; le ventre reste assez souple et non douloureux.

A partir du 17 les frissons fréquents et les températures élevées (40°) surviennent. Les phénomènes pulmonaires restent les mêmes, mais vers le 9 mai, le ventre *devient très douloureux*, surtout dans le flanc droit impossibilité d'explorer profondément cette région ; les vomissements apparaissent.

Cet état continue les jours suivants ; le 14 elle rend par l'anus des matières striées de sang et puriformes. Le 15, mort.

Le 16 mai. *Autopsie.* — Le *poumon* gauche principalement est farci de tubercules, et au sommet on constate un grand nombre de cavernes. A droite, mêmes lésions moins avancées.

Cœur petit, cœur droit dilaté. Rien aux valvules.

Abdomen. Foie gras de couleur jaune d'ocre.

Un peu de liquide puriforme dans le petit bassin, citrin, dans le reste de la cavité péritonéale.

Le gros et le petit intestin contiennent au voisinage de la valvule iléo-cæcale des ulcérations tuberculeuses rappelant celles de la fièvre typhoïde. Il existe de plus des tubercules miliaires sous-muqueux assez nombreux et disséminés dans les mêmes points.

Dans la fosse iliaque droite, le cæcum forme une véritable tumeur d'un rouge vif et par place vineux, le péritoine qui le recouvre est dépoli, couvert de fausses membranes chagrinées, récentes et au-dessous se voient, par transparence des hémorrhagies sous-péritonéales. L'aspect du cæcum est bleuâtre d'une façon générale et à la pression il ne s'affaisse pas ; sa consistance est mollasse, semi-fluctuante.

A l'ouverture du cæcum, on constate que sa lumière est presque entièrement effacée par le boursouflement et le soulèvement interne de la muqueuse cæcale. Par une incision longitudinale on voit entre la muqueuse et la musculeuse, étendus en nappe dans toute la hauteur et le pourtour du cæcum, des tractus celluleux contenant dans leurs mailles une grande quantité de liquide puriforme jaune verdâtre et soulevant par place la muqueuse jusqu'à l'éloigner de plus d'un centimètre de la musculeuse. A ces points de soulèvement maximum, elle est d'un rouge vineux, très mince, facile à déchirer et présente des ulcérations plus ou moins étendues et régulières, par lesquelles le pus s'écoule dans l'intestin.

L'appendice au niveau de cet orifice, est profondément ulcéré et ses tuniques sont en partie détruites. L'inflammation phlegmoneuse s'étend jusqu'à 2 centim. de la terminaison de l'appendice qui est replié en arrière du cæcum. Pas de traces de corps étrangers.

La valvule de Bauhin offre une muqueuse très boursouflée qui permet à peine l'introduction du bout du petit doigt par l'intérieur du cæcum. La tuméfaction, la teinte verte et le soulèvement de la muqueuse s'étendent dans l'intestin grêle jusqu'à 1-2 centimètres ; les mêmes constatations sont faites pour le côlon ascendant. Notons qu'il existe également dans l'intestin grêle à partir de la valvule iléo-cæcale des ulcérations à bords taillés à pic, de toutes grandeurs (jusqu'à 1 centim. de diamètre). A côté se voient des tubercules sous-muqueux évidents et surtout des follicules étalés volumineux, tuméfiés, sur le point de s'ulcérer.

Le mésentère est très tuméfié ; ganglions très développés d'un rouge vineux ; la nappe phlegmoneuse se continue entre les lames jusqu'à 5 ou 6 travers de doigt au-dessus du cæcum.

Au microscope, le liquide jaune verdâtre qui s'échappe des mailles formées par la tunique celluleuse du cæcum est constitué par une grande quantité de granulations graisseuses isolées et de corpuscules de pus, le plus grand nombre remplis de granulations graisseuses réfringentes.

Point de tubercules aux organes génitaux. Un kyste multiloculaire de l'ovaire droit, gros comme un œuf de canard.

Dans cette observation, on le voit, la typhlite probablement purement tuberculeuse au début a dégénéré en typhlite phlegmoneuse. C'est une terminaison possible de cette forme de typhlite chronique.

OBSERVATION II. — *Ulcérations tuberculeuse de l'intestin. Péritonite circonscrite se rattachant à une typhlite tuberculeuse. Mort. Autopsie*, par M. le Dr DUGUET, médecin des hôpitaux, agrégé à la Faculté (Thèse d'agrégation, SPILLMANN, 1878). Observation résumée.

Trém..., âgé de 30 ans, entre à l'hôpital temporaire le 12 octobre 1877. Sa maladie remonte à plusieurs semaines. Etat de cachexie avancé, amaigrissement profond, facies terreux, grisâtre. Il tousse fort peu. L'auscultation ne fournit pas de signes de tubercules ; à peine aux deux sommets trouve-t-on une respiration un peu rude et une expiration très prolongée ; l'expectoration qui n'a jamais été sanglante est rare et offre des crachats muco-purulents semblant plutôt se rapporter à un certain degré de bronchite chronique.

Appétit faible, capricieux ; de temps à autre surviennent des vomissements glaireux ou alimentaires, soif modérée ; douleurs épigastriques peu intenses.

Le ventre est aplati, creusé même, légèrement en bateau. Cependant on y remarque *une légère bosselure siégeant entre l'ombilic et* l'épine iliaque antérieure et supérieure du côté droit. C'est en ce point que Trém... *a toujours particulièrement* souffert de douleurs sourdes et plus souvent de coliques violentes, augmentées après chaque repas.

Cette tumeur immédiatement sous-jacente à la paroi abdominale qu'elle soulève est facile à isoler par la palpation ; son volume est environ celui d'un œuf de dinde aplati ; sa surface est un peu inégale et rénitente ; à la percussion sa matité tranche absolument sur la sonorité des parties voisines ; elle repose sur la fosse iliaque dont on l'isole facilement, mais ne la remplit pas ; les mouvements latéraux sont très limités par des adhérences probables. Ces explorations sont très douloureuses et provoquent souvent des vomissements.

Rien d'anormal dans les autres points de l'abdomen.

Les selles sont tantôt rares, tantôt fréquentes, toujours liquides, peu abondantes, très fétides, jamais noires.

Trém... est très abattu ; ses forces ont disparu, il ne quitte presque pas le lit, la nuit il a des frissons, des coliques, des sueurs ; on formule alors le diagnostic : *Péritonite circonscrite ayant pour point de départ des lésions tuberculeuses qui siègent à l'union du cæcum et de l'intestin grêle.*

Vésicatoires volants, emplâtres résolutifs, cataplasmes laudanisés. Lait, bouillon, eau albumineuse, œufs, café, alcool, viande crue, etc... Anorexie presque invincible.

Au bout de 2 mois, la toux devient très fréquente ; on entend des râles souscrépitants dans toute la poitrine ; la fièvre s'allume avec exaspération vespérale. L'abdomen se météorise, la douleur se généralise, et le malade meurt le 17 décembre, après un séjour de 67 jours à l'hôpital.

Autopsie, pratiquée le 19 décembre.

Abdomen. — La paroi abdominale antérieure adhère assez intimement à la face antérieure de la tumeur. Ces adhérences fibrineuses se déchirent facilement et laissent voir çà et là des granulations tuberculeuses. Ces granulations se retrou-

vent disséminées mais très discrètement dans tous les points de la cavité péritonéale, sur le péritoine intestinal, l'épiploon et le péritoine pariétal. Elles sont
petites, grisâtres et évidemment récentes.

Un ou deux verres de liquide citrin se rencontrent dans les parties profondes
entre les anses intestinales.

En ouvrant l'intestin, on trouve à 1 mètre 1/2 du pylore, une ulcération assez
profonde, à bords déchiquetés ; 2 mètres plus loin, nouvelle ulcération plus
étendue.

A 50 centim. de la valvule de Bauhin, troisième ulcération semblable avec
épaississement, déformation considérable de l'intestin à ce niveau et présence
de quelques granulations tuberculeuses.

Enfin à l'union de l'intestin grêle avec le gros intestin, se voit une série d'ulcérations larges, profondes *ayant détruit en grande partie la valvule
iléo-cæcale*, intéresssant à la fois l'intestin grêle et le cæcum. Ces 2 parties sont
confondues pour ainsi dire dans une sorte de gangue où l'on distingue de dehors
en dedans : des fausses membranes fibrineuses assez épaisses, des granulations
tuberculeuses grises et jaunes disposées par groupes, *les parois très épaisses
de l'intestin*, et enfin des ulcérations qui ont détruit la muqueuse et où l'on rencontre un magma formé par des tubercules ramollis et des débris de la muqueuse.

Les ulcérations et les granulations tuberculeuses disparaissent bien vite ensuite
dans le reste du gros intestin, côlon ascendant, etc.

L'estomac présente quelques granulations miliaires et une petite ulcération
près du pylore. L'étude de cette ulcération fut faite par M. Ch. Rémy qui en
donne la description suivante :

« Cette ulcération se présente, à un faible grossissement, comme une lésion
avec perte de substance totale de la muqueuse et rien que de la muqueuse. Le fond
en est formé par la couche celluleuse de l'estomac ; les bords par une portion
du néoplasme tuberculeux non encore détruit, surmonté de la muqueuse ; ceux-
ci sont excavés et la muqueuse se renverse dans l'ulcération. Autour de l'ulcération, les glandes semblent avoir augmenté de longueur.

La lésion siège dans le chorion de la muqueuse, au-dessous des glandes, dans
la couche transparente du tissu lamineux qui est appliqué sur la couche musculaire de la muqueuse (tissu adénoïde de His) et dans la musculeuse muqueuse
elle-même.

Il existe là un noyau tuberculeux dont le centre est détruit, mais sur la périphérie duquel on peut bien reconnaître la disposition propre à toute lésion
tuberculeuse.

La périphérie du noyau (oc. 1, obj. 3 Nachet) est formée par l'accumulation
d'innombrables éléments nucléaires du tissu lamineux, fusant entre les glandes
et le long de quelques vaisseaux de la tunique celluleuse. Le centre du noyau
est formé d'éléments mal limités finement granuleux, groupés en masses confu-
ses, jaunâtres, résistant à l'action du carmin.

Le *foie*, la *rate* et les *reins* sont un peu congestionnés, mais ne présentent
pas de traces de tubercules ou de dégénérescence graisseuse. Les testicules sont
sains.

Thorax. — Les *plèvres* ne sont pas notablement altérées ; les 2 *poumons*, celui de droite surtout, sont congestionnès et parsemés de tubercules miliaires. Aux sommets, quelques tubercules jaunâtres plus anciens, crus, quelques-uns même ramollis, etc.

OBSERVATION III. — *Bulletin Société anatom.*, novembre 1888. *Tuberculose intestinale et pulmonaire.* Dr TISON. Hôpital St-Joseph. Observation résumée.

La nommée L. L..., âgée de 11 ans 1/2, entrée à St-Joseph le 29 septembre 1888. Antécédents héréditaires et personnels nuls ; santé ayant toujours été un peu délicate. Depuis quelques mois alternatives de constipation et de diarrhée. Toux, amaigrissement. Téguments décolorés ; le teint offre une pâleur cachectique. Pas d'appétit, ventre ballonné, très sensible et douloureux à la pression. La palpation permet de reconnaître dans l'hypochondre droit et dans la fosse iliaque du même côté, une tumeur, grosse comme une orange, dure, relativement mobile et douloureuse à la pression. Cette tumeur est prise pour une masse tuberculeuse. L'auscultation des poumons est pour ainsi dire *négative* (respiration un peu rude et soufflante seulement). Au cœur on constate un bruit de souffle systolique très marqué, ayant surtout son maximum dans le 2ᵉ espace intercostal gauche en dehors du bord sternal gauche. Pas d'albumine dans les urines. On fait le diagnostic de tuberculose intestinale avec rétrécissement de l'artère pulmonaire. On ne peut affirmer qu'il y ait des tubercules dans le poumon, les signes d'auscultation n'étant pas suffisants pour permettre de porter ce diagnostic.

On institue un traitement palliatif (pilules de nitrate d'argent à 0,01 centigr. Potion composée d'eau de chaux, sous-nitrate de bismuth et laudanum). D'abord un peu soulagée, la malade continue à se cachectiser de plus en plus. La diarrhée se rétablit, les douleurs abdominales deviennent très intenses. La mort survient un mois après son entrée à l'hôpital, le 28 octobre 1888.

Autopsie. — A l'ouverture du cadavre, il s'échappe de la cavité abdominale un peu de sérosité d'un jaune citrin. Le grand épiploon ne paraît pas injecté et on ne trouve pas de granulations tuberculeuses à sa surface. Le péritoine viscéral présente, au contraire, de nombreux tubercules. On trouve sur la muqueuse de l'intestin grêle, surtout sur les deux tiers terminaux, des ulcérations transversales ou circulaires, c'est-à-dire disposées suivant la circonférence de l'intestin.

Ces ulcérations diminuent son calibre et aboutissent presque à la perforation. Tous les ganglions mésentériques sont grossis et remplis de matière tuberculeuse. Ils forment par places des masses qui englobent les anses intestinales. Il faut pour ainsi dire sculpter ces dernières pour les dégager. L'une de ces masses comprend la *fin de l'iléon et tout le cæcum.* En la coupant longitudinalement on aperçoit les ganglions devenus tuberculeux et sur 3 points, l'intestin qui a été sectionné. Ces sections laissent voir les ulcérations qui sont très nombreuses dans cette portion. Ces masses tuberculeuses sont ramollies par places. Reins normaux. Foie gras du poids de 1320 gr.

Aux poumons : un peu d'épanchement dans la plèvre gauche, adhérences assez fortes à la partie inférieure du même côté. La base du poumon adhère au diaphragme. A droite, plèvre normale.

Les 2 poumons sont farcis de granulations miliaires ou un peu grosses, surtout confluentes dans les 2 sommets. A droite surtout et au sommet quelques petites cavernes de la grosseur d'un pois.

Le cœur est normal, un peu anémié et pâle ; pas d'altération d'endocardite, pas d'altérations ni de rétrécissement de l'artère pulmonaire, malgré les présomptions suggérées par l'auscultation.

OBSERVATION IV. — *Société anatomique*, juillet 1891. *Note sur une variété de typhlite tuberculeuse simulant les cancers de la région*, par HENRI HARTMANN et A. PILLIET.

Les quelques préparations, que nous avons l'honneur de vous présenter, ont pour but de nous permettre d'établir l'existence d'une forme de tuberculose cæcale peu connue se traduisant cliniquement par des symptômes soit d'appendicite chronique, soit plus souvent de cancer de la région. Anatomiquement, les lésions ont un aspect tout spécial ne rappelant en rien, à l'œil nu, les altérations tuberculeuses et *simulant absolument un cancer*. Il s'agit là de lésions localisées, aboutissant à la formation de tumeurs, cliniquement et anatomiquement ; aussi sommes-nous convaincus qu'un certain nombre des observations publiées comme cancer du cæcum, lymphosarcome du cæcum répondaient en réalité à des lésions tuberculeuses de cet ordre.

OBS. I. — Il s'agit d'une jeune égyptienne de 25 ans environ, que notre maître, M. F. Terrier opéra avec l'aide de l'un de nous en mai dernier. Cette malade, qui ne présentait rien de particulier dans ses antécédents héréditaires, avait été traitée pendant sa première enfance pour une suppuration de l'oreille droite qui a laissé de la surdité de ce côté. A part cet accident, le choléra à 3 ans, une fièvre typhoïde à 9, elle s'était toujours bien portée jusqu'à l'époque de la puberté où elle fut atteinte d'une anémie grave qui dura plusieurs mois. Elle s'était bien remise et jouissait d'une santé parfaite, lorsqu'elle vint il y a un an et demi à Paris.

Au cours de l'hiver dernier, elle fut prise de coliques, de diarrhée, revenant à intervalles variables et s'accompagnant d'amaigrissement et de sueurs. Les règles, qui jusqu'alors avaient été régulières, ne retardant que d'un jour ou deux, manquèrent le 18 janvier et ne reparurent jamais depuis cette époque. Malgré ces troubles la malade ne s'était jamais alitée complètement et ne s'était pas soignée, ses crises de coliques et de diarrhée ne lui ayant nullement fait perdre l'appétit.

Le 26 janvier, elle se réveilla mal à l'aise ; prise dans le courant de la journée de douleurs abdominales, elle fut obligée de s'aliter ; l'affection était entrée dans une nouvelle phase ; depuis lors, en effet, le ventre est resté ballonné ; elle a eu des poussées fébriles irrégulières et a souffert presque constamment de douleurs abdominales. Une diarrhée constante et d'odeur infecte a résisté tous les traitements. A partir de ce moment elle a été constamment entre les mains de médecins qui l'ont traitée pour des affections variées, les uns pour une salpingo-ovarite, les autres pour une pérityphlite. C'est à ce dernier diagnostic que l'on s'était finalement rallié, des purgations, le régime lacté, le naphtol, le salol, des applications de pointes de feu furent successivement employés sans succès.

Toujours elle restait alitée, amaigrie, sans force, pâle, souffrant d'accès fébriles, de diarrhée et de poussées de ballonnement.

Lorsque nous la vîmes pour la première fois, au commencement de mai de cette année, nous nous trouvâmes en présence d'une malade pâle mat, sans appétit, se plaignant de douleurs abdominales et de diarrhée d'odeur infecte. Il y avait un léger mouvement fébrile.

L'auscultation ne révélait aucune lésion du côté des poumons. Le ventre ballonné ne se laissait pas déprimer et l'examen local ne faisait constater qu'une légère diminution de la sonorité dans la fosse iliaque droite, en même temps qu'une sensibilité très vive à ce niveau.

Dans ces conditions, notre maître M. F. Terrier, soupçonnant l'existence d'un petit foyer suppuré juxta-appendiculaire accompagné de péritonite chronique péricæcale, se décida à intervenir chirurgicalement.

Le 24 mai 1891, la malade étant anesthésiée par M. Aldibert, interne du service Bichat, M. Terrier pratiqua avec notre aide la laparotomie. Le palper du ventre, la tension ayant disparu une fois la malade chloroformée, permit de constater de la manière la plus nette, l'existence, dans la fosse iliaque droite, d'un boudin dur, du volume d'un poignet d'enfant nouveau-né, remontant profondément vers le flanc et semblant faire corps avec la paroi du bassin.

L'incision est faite verticale, longue de 12 à 15 cent., elle passe à deux doigts en dedans de l'épine iliaque antéro-supérieure et se termine au niveau de l'arcade crurale. (Les recherches que j'ai faites m'ont montré qu'à part les cas très rares d'anomalie, une semblable incision met toujours à découvert le cæcum dans toute son étendue. A l'ouverture du péritoine il s'écoule un peu de liquide ascitique. Une frange épiploïque saine se présente, on la refoule sous la lèvre interne de l'incision et l'on tombe, après écartement d'anses d'intestin grêle, sur le côlon et le cæcum qui apparaissent rouges, vascularisés, recouverts de granulations rougeâtres du volume d'un grain de millet. Ce gros intestin est entouré d'une graisse épaissie et sclérosée : il est adhérent de toutes parts. Après libération du cæcum qui reste distant de quelques centimètres de l'arcade crurale, on cherche l'appendice. Celui-ci se trouve très rapproché de l'angle iléo-cæcal inférieur, il est ratatiné en même temps qu'épaissi et forme une espèce de corne volumineuse adhérente au cæcum et à la terminaison de l'iléon. On le libère, coupant aux ciseaux le repli iléo-appendiculaire au voisinage de l'intestin grêle ; quelques petits vaisseaux saignant à ce niveau sont pincés puis liés à la soie.

L'appendice est alors ouvert ; on n'y trouve pas de corps étranger. La muqueuse est grisâtre, boursouflée ; sa cavité agrandie communique largement avec le cæcum. Section de l'appendice à sa base. Grattage à la curette, puis écouvillonnage, avec une éponge imprégnée de sublimé, du cæcum.

Les parois scléro-adipeuses, friables et rigides de l'appendice coupé, ne se laissant pas affronter pour la suture, M. Terrier se contente de le lier avec un fil double entre-croisé, dont il fixe les extrémités à chacune des deux lèvres de la plaie abdominale, de manière à maintenir au contact de celle-ci la surface de section. Immédiatement au-dessous, un drain fut placé dans la fosse iliaque vide par suite de la libération du cæcum. Deux points de soie fixant l'épiploon à la lèvre interne de la paroi limitent le foyer de ce côté.

Suture à étages de la paroi.

Les suites de l'opération furent des plus simples. La fièvre qui existait avant elle disparut, les douleurs cessèrent, l'appétit revint et la malade quitta la maison de santé en bon état, porteuse d'une fistulette au point de fixation de l'appendice, dont la ligature n'était pas encore éliminée. Depuis lors, nous avons appris que les symptômes avaient partiellement reparu et que la malade recommençait à traîner de nouveau.

L'examen microscopique de l'appendice excisé nous a montré les lésions suivantes :

La *muqueuse* est très épaissie ; ses vaisseaux sont extrêmement dilatés et gorgés de sang. Le revêtement épithélial fait complètement défaut, ainsi que les glandes en tubes qui ont disparu. On voit de place en place des follicules tuberculeux allongés et la comparaison de leurs différentes figures peut permettre de les regarder comme des glandes en tubes transformées. Les accumulations de cellules embryonnaires sont en effet groupées suivant une direction qui représente l'axe de la glande primitive. C'est également dans cette direction que sont déposés les produits caséeux. Tout autour existe une infiltration embryonnaire énorme qui transforme complètement le tissu et lui donne un aspect véritablement sarcomateux.

Dans la profondeur, on trouve d'autres follicules caractérisées par le très petit développement de la masse caséeuse et par la grande abondance de cellules embryonnaires. Il n'y a ni cellules géantes ni cellules épithélioïdes. Ces follicules plus profonds paraissent dériver de transformation des glandes lymphatiques, car il est impossible de retrouver sur les coupes ces éléments avec leur forme normale. Les follicules tuberculeux sont en général rares ; leur transformation caséeuse est limitée ; ils sont noyés dans une nappe discontinue de cellules embryonnaires.

La *couche musculaire* est fortement épaissie ; ses deux plans sont encore bien reconnaissables et l'épaississement n'est pas dû seulement à la prolifération vraie des cellules lisses, mais aussi à la dissociation de leurs faisceaux par du tissu conjonctif de nouvelle formation parcouru par des vaisseaux jeunes.

La *couche séreuse* est, de même, très épaissie ; cet épaississement est dû à la présence de tissu conjonctif de nouvelle formation (cellules étoilées et anastomosées, capillaires très larges avec cellules tuméfiées, substance conjonctive finement grenue, mais où l'organisation en faisceaux n'apparaît pas, etc.). Par places il existe de l'infiltration sanguine.

A la limite de la musculaire et de la séreuse, c'est-à-dire dans la zone des lymphatiques sous-séreux, on rencontre une infiltration embryonnaire marquée, disposée en nodules qui circonscrivent des vaisseaux très larges, étoilés, ayant évidemment les caractères des lymphatiques. Sur d'autres lymphatiques on observe les mêmes follicules tuberculeux en même temps que le vaisseau est thrombosé en une masse caséeuse.

OBSERVATION V. — Cette observation a trait à une femme âgée, morte d'une affection intercurrente à l'hospice d'Ivry. A l'autopsie, nous avons constaté l'existence d'une tumeur volumineuse siégeant au niveau de la valvule iléo-cæcale et empiétant sur le cæcum ainsi que sur l'origine du côlon ascendant. La muqueuse épaissie, tomenteuse et crevassée évoquait l'idée d'un cancer épithélial.

Sur une coupe faite *au niveau du bord de l'ulcération*, on constate que le revêtement glandulaire est intact, les éléments lymphoïdes sous-glandulaires sont très tuméfiés sans cependant présenter de centre caséeux ; toute la région est le siège d'une vascularisation exagérée. A mesure qu'on se rapproche de la portion tuméfiée, on constate que la tuméfaction est due à la présence de néoformations, situées dans le chorion de la muqueuse au-dessous des glandes, au-dessus de la tunique musculaire. Elles forment une nappe continue développée aux dépens des follicules clos. Chacun de ceux-ci est hypertrophié ; sa périphérie est composée de petites cellules rondes, son centre est caséeux. Il existe de place en place des cellules géantes parfaitement nettes. La couche musculaire est relativement peu atteinte, mais la couche séreuse est notablement épaissie.

Au niveau de l'ulcération, la paroi est très épaissie. On ne trouve plus de glandes. Le fond de l'ulcération est formé par une couche superficielle de débris, au-dessous de laquelle se trouve une nappe de cellules embryonnaires présentant çà et là des cellules géantes. Cette nappe irrégulière s'étend jusqu'à la couche musculaire. La couche musculaire est fortement sclérosée sans follicules tuberculeux.

La couche sous-séreuse est très épaisse ; elle contient de gros amas adipeux et des bandes de sclérose. Enfin elle présente les lésions caractéristiques de la tuberculose lymphatique (siège dans le plan lymphatique, disposition autour des vaisseaux lymphatiques thrombosés, etc.) (1).

Laissant de côté la clinique de l'affection, nous nous contenterons, dans cette note, d'insister sur ses caractères anatomiques principaux.

Bien loin de déterminer, comme les autres variétés d'ulcération tuberculeuse de l'intestin, un amincissement des tuniques à leur ni-

____

(1) Voir KELSCH et KIENER. Tuberculose des séreuses.

veau, cette forme toute spéciale de tuberculose, localisée au voisinage du cæcum, s'accompagne d'un épaississement des tuniques très marqué. De là, formation d'une tumeur, d'autant plus qu'il se dépose autour du cæcum une masse scléro-adipeuse épaisse et résistante qui, à l'ouverture du ventre, évoque l'idée d'un néoplasme.

Histologiquement, du reste, les lésions diffèrent sensiblement de celles des ulcérations tuberculeuses vulgaires. Les follicules tuberculeux sont relativement plus rares, l'infiltration embryonnaire, au contraire, plus marquée. Les caractères anatomiques rappellent en un mot ceux du lupus, ce qui pourrait peut-être s'expliquer par ce fait qu'ici, comme à la peau, la tuberculose, étant exposée, est le siège d'infections secondaires et de lésions surajoutées qui ont le temps de se développer, l'affection ne présentant, dans ces divers cas, que les caractères d'une tuberculose atténuée.

En somme, la typhlite tuberculeuse isolée, formant une maladie distincte en dehors des ulcérations tuberculeuses du cæcum presque constantes chez les phtisiques, a déjà été signalée par MM. Blatin, Barié, Paulier, Damaschino, Duguet, etc., etc. Elle paraît être un reliquat de tuberculose cantonnée au cæcum, chez d'anciens tuberculeux. Elle débute par la valvule, s'étend à toute la muqueuse du cæcum qu'elle boursoufle, et, à part les poussées fébriles, affecte les allures cliniques d'une tumeur. La typhlite ordinaire, au contraire, débute par l'appendice et évolue vers la suppuration et l'abcès.

A propos de cette communication, M. Delbet fait remarquer que Billroth a tout récemment présenté à la Société des médecins de Vienne un cas analogue à ceux-ci et a de même insisté à cette occasion sur les difficultés du diagnostic, même pièces en mains, entre la tuberculose et le carcinome de l'intestin.

OBSERVATION VI. *Soctété anatomique*, décembre 1891. — *Typhlite tuberculeuse chronique*, par A. PILLIET.

L'observation de typhlite tuberculeuse que nous rapportons ici concerne un cas dans lequel il existait de l'envahissement ganglionnaire et de la tuberculose pulmonaire étendue. Il ne rentre donc pas dans la catégorie des typhlites tuberculeuses opérables, dont M. Hartmann et moi, avons entretenu la Société ; néanmoins, c'est un cas qui, en l'absence d'intervention précoce, a suivi son évolution naturelle et dont les caractères anatomo-pathologiques sont exactement ceux de la forme chronique de tuberculose du cæcum que nous avons eu en vue.

On y retrouve l'épaississement des tuniques de l'intestin, la destruction de la valvule de Bauhin et la présence, sur la muqueuse ulcérée, de ces saillies polypiformes et de ces végétations qui paraissent, au premier abord, infirmer l'idée d'un processus aussi destructif que la tuberculose.

La nommée Vana..., Sophie, âgée de 52 ans, lingère, entre dans le service de M. le professeur Straus, le 19 octobre 1891.

À l'entrée, c'est une femme chétive, très amaigrie, paraissant beaucoup plus que son âge. Elle est très abattue, ne se lève pas, ne mange pas et se plaint d'une diarrhée persistante.

Matité aux deux sommets et signes d'excavation pulmonaire.

On porte le diagnostic de tuberculose pulmonaire et intestinale.

Malgré des efforts pour alimenter la malade, son abattement redouble et elle meurt le 5 novembre.

Autopsie, le 7 novembre 1891. — Le corps est extrèmement amaigri, ne présente pas de signes de décomposition. A l'ouverture de la cavité thoracique on constate un peu de liquide dans le péricarde, le cœur est très petit, il ne présente aucune lésion d'orifice. Les deux *poumons* présentent des lésions de même nature qui prédominent du côté gauche. Tout le lobe supérieur gauche est creusé d'une vaste cavité très anfractueuse tapissée par une fausse membrane jaunâtre non adhérente et à odeur fétide. Cette caverne s'étend jusqu'au hile et les bronches viennent s'y perdre en se gangrenant. Autour de la caverne existent de gros amas de tubercules massifs à forme broncho pneumonique. On en trouve dans le lobe inférieur qui sont confluents mais non excavés. Le poumon droit présente les mêmes lésions, mais moins étendues. Le *foie*, très volumineux, jaune, est presque entièrement stéatosé. Il présente, de place en place, un certain nombre de tubercules du volume d'une grosse tête d'épingle, teintés en jaune par la bile.

Le *pancréas* est petit, on trouve accolé à sa tête un ganglion caséeux du volume d'une petite noix. La *rate*, très petite et dure, présente une petite masse caséeuse dans son centre.

Les *deux reins* sont petits, scléreux, à surface chagrinée, parsemée de petits kystes.

Les *capsules surrénales* ne présentent rien de particulier.

Les *ovaires* sonst scléro-kystiques. L'*utérus* n'a rien.

Les lésions les plus importantes de l'abdomen siègent au niveau du *cæcum* qui forme une masse volumineuse entourée d'une quantité de ganglions caséeux du volume d'une lentille à une noisette. De cette masse part un chapelet ganglionnaire qui remonte tout le long de l'aorte jusqu'au pancréas et ces ganglions sont rouges, violacés, tuméfiés et beaucoup présentent des points caséeux. Quand on enlève le cæcum on a la sensation d'une tumeur lourde, localisée.

La pièce entière étant isolée et ouverte, on peut se rendre compte de sa disposition générale. Elle présente en bas l'iléon, parfaitement reconnaissable, en haut, le gros intestin. Le cæcum n'est représenté que par une sorte d'ampoule, du volume d'une petite orange, à parois épaisses et rigides, interposées entre les deux intestins. Il n'y a plus trace de la valvule iléo-cæcale et l'appendice n'est représenté que par une très petite cavité latérale en doigt de gant.

La muqueuse du côté de l'iléon présente trois à quatre ulcérations annulaires, de plus en plus profondes à mesure que l'on se rapproche du cæcum, c'est-à-dire au siège de l'ancienne valvule. Ces ulcérations sont en partie cachées par le bourgeonnement des plis muqueux, rigides dont la surface est très villeuse, et qui sont fortement injectés de sang, au point de présenter une couleur lie de vin.

Tout autre est l'aspect de la muqueuse cæcale. L'ulcération se limite du côté du côlon par un bord serpigineux, au contact duquel la muqueuse se trouve aussi bourgeonnante et hypertrophiée, mais sans injection vasculaire. On trouve à l'état frais, au milieu de ces bourgeons, des points blancs opaques, bien nets, qui sont des tubercules caséeux du volume d'une tête de petite épingle. Ils ne sont pas ulcérés, mais enfouis dans le chorion et recouverts par les glandes. L'ulcération isole par places un petit fragment de muqueuse et le découpe en une série de petites languettes papillaires, qui restent groupées en bouquet, et présente un aspect spécial, comparable à celui de certaines tuberculoses chroniques du larynx. Toute l'ulcération cæcale qui est fort étendue se trouve hérissée de languettes semblables, petites saillies rigides, couchées en différents sens, dont on ne peut retrouver le point de départ. Elles sont d'inégal volume, beaucoup ont plus d'un millimètre de longueur. Elles sont groupées par familles et tellement abondantes qu'elles masquent l'ulcération. C'est à elle que la tumeur doit son aspect spécial, si éloigné en apparence de celui de la tuberculose.

Le chorion se trouve partout très épaissi, il atteint près d'un centimètre. Mais cet épaississement est régulier et égal sur toute l'étendue de la tumeur. Il est seulement moins marqué dans la partie diverticulaire qui répond à l'appendice. Sur une section nette le tissu en est gris, ferme, les fibres musculaires semblent hypertrophiées ; enfin on rencontre de place en place des points blanchâtres situés près de la séreuse péritonéale, et qui sont le centre de tubercules massifs beaucoup plus étendus que l'examen à l'œil nu pourrait le faire supposer. La séreuse qui est épaissie se trouve bosselée par ces masses, mais elle ne présente pas l'affection lymphatique ordinaire des ulcérations intestinales.

Ces coupes ont été examinées après durcissement par l'action successive du liquide de Müller et de l'alcool, complétée par celle de la gomme et de l'alcool.

Au niveau de la valvule et dans la portion qui répond à l'iléon, on constate une prolifération abondante des glandes au bord des ulcérations. Elles sont là, pelotonnées, kystiques et prennent un peu l'aspect des glandes en partie acineuses du pylore. Leurs cellules sont réduites, cubiques dépourvues de plateau.

La membrane d'enveloppe persiste, mais ses noyaux sont proliférés. Ces glandules occupent la base de très grosses villosités pyramidales qui sont manifestement composées de la soudure de villosités plus petites. Leur tissu est presque uniquement formé de cellules étoilées dont les prolongements forment un réseau à mailles chargées d'une quantité considérable de cellules rondes non dégénérées. Ce tissu est parsemé de vaisseaux extrêmement dilatés et remplis de sang qui forment de petites houppes turgides à la surface de ces villosités, remaniées, soudées et augmentées de volume.

Au-dessous des villosités existe une nappe d'infiltration embryonnaire très étendue qui occupe la place de la sous-muqueuse et se poursuit jusque dans la couche musculaire dont elle dissocie et isole les faisceaux, de telle sorte qu'on ne rencontre plus çà et là que quelques paquets isolés de fibres dont on ne peut plus reconnaître la disposition générale.

De place en place, les cellules rondes forment des amas qui se distinguent et qui empêchent la nappe que nous décrivons de conserver un aspect homogène.

Ces amas se présentent sous plusieurs aspects. Tantôt l'on rencontre une nappe composée de cellules rondes extrêmement tassées et dont les noyaux se colorent très vivement par le carmin d'alun. Ces nappes sont, en général, parallèles à la surface de la muqueuse et découpées par des vaisseaux remplis de sang. Tantôt ce sont des nodules régulièrement arrondis et composés des mêmes cellules tassées, mais celles du centre se fondent en une masse homogène qui indique une nécrose et par conséquent un commencement de caséification.

Les véritables tubercules se rencontrent dans la couche sous-péritonéale ; ils sont très gros, du volume d'une tête d'épingle noire à un pois ; ils présentent les caractères du tubercule massif. Leur contour est polycyclique, et ils présentent deux zones ; l'une externe composée de cellules embryonnaires qui forment des traînées le long des capillaires en rayonnant autour du tubercule. Ces cellules, dans leur couche la plus interne, subissent une émulsion dont résultat est de transformer tout leur ensemble en une masse homogène granuleuse, mais se colorant encore vivement par les réactifs, il s'agit donc d'un début de caséification. Mais ce processus fait vite place à la transformation scléreuse.

Le centre des tubercules massifs, leur zone interne, est en effet composé de tissu scléreux. Moins le tubercule massif est développé, plus sa couche externe de cellules embryonnaires occupe de place par rapport à l'interne. C'est le contraire sur les plus gros tubercules ou la couche de cellules embryonnaires en voie de caséification est extrêmement mince. Sur un de ces derniers, nous pouvons voir le centre du tubercule massif occupé par du tissu fibreux ou plutôt scléreux disposé en bourbillons avec quelques rares cellules fusiformes et étoilées. Les taches de caséification s'avancent dans ce tissu et festonnent son contour, mais sans atteindre le centre. A leur voisinage immédiat, se voient des cellules géantes qui occupent ainsi une zone intermédiaire ; elles sont d'origine vasculaire et moyennement développées. Leur protaplasma se colore en rouge brun par l'éosine. Il en existe de 6 à 8 sur la coupe d'un tubercule massif de moyenne étendue.

La couche sous-péritonéale est épaissie, scléreuse et contient un très grand nombre de lobules adipeux. Au niveau de l'ulcération, il n'y a naturellement plus de villosités, ni de glandes. Le fond est constitué par la nappe de cellules lymphoïdes dont nous avons parlé, qui est très vascularisée et qui repose directement sous la couche sous-muqueuse présentant les mêmes caractères que plus haut. Tous les vaisseaux un peu grands sont épaissis ; les artérioles et les artères en particulier présentent une endo-périartérite scléreuse considérable.

En résumé, il existe une infiltration diffuse de nature tuberculeuse, mais sans follicules tuberculeux classiques de toute la muqueuse et de la sous-muqueuse.

Dans la couche sous-séreuse, on retrouve au contraire de gros tubercules massifs dont la présence épaissit considérablement l'intestin, et qui sont tous à évolution fibreuse ; ce qui explique qu'ils passent facilement inaperçus à l'œil nu, leur coloration grisâtre se confondant avec celle du tissu ambiant.

2ᵉ coupe (au niveau du bord de l'ulcération du cæcum). — La muqueuse du cæcum présente au niveau des ulcérations, de petits groupes de glandules qui sont réservés et qui produisent les petites saillies observées à l'œil nu. Sur ces ilots respectés, on constate que les glandes de Lieberkühn sont atrophiées et flexueuses ; leur nombre est très réduit, et la masse principale des végétations est composée de cellules embryonnaires infiltrant le réticulum intestinal et de vaisseaux capillaires abondants, largement dilatés. Il n'existe plus d'épithélium superficiel. Au bord de l'ulcération, les glandes sont conservées, mais la muqueuse est soulevée par la présence d'une quantité considérable d'amas lymphoïdes, nodulaires dans la sous-muqueuse, au-dessous du muscle de Brücke.

Ces amas se présentent sous deux types, les uns sont composés de cellules extrêmement serrées et tassées, se colorant d'une façon intense par les réactifs, mais dont les éléments n'ont pas un contour extrêmement net.

Les autres présentent deux couches, l'une externe, composée de ces mêmes cellules, l'autre interne beeucoup plus claire, formée de cellules rondes dans du tissu réticulé. On rencontre aussi des taches arborescentes correspondant évidemment à une injection vasculaire et formées toujours de ces mêmes cellules tassées.

Il est, croyons-nous, assez facile d'interpréter ces aspects. Ces arborisations intra-vasculaires ne sont que des thromboses lymphatiques, composées de leucocytes en voie de nécrose ; les nodules à double couche représentent des follicules lymphatiques dont les sinus périphériques sont thrombosés de même, le centre restant intact. Enfin, les nodules plus volumineux composés exclusivement de ces masses en dégénérescence, peuvent être regardés comme des petits foyers apoplectiques résultant de la transformation complète d'un follicule lymphatique envahi par les cellules en dégénérescence.

Les glandes de la surface présentent des lésions considérables. Elles sont, en grande partie, détruites par une considérable prolifération embryonnaire qui siège dans les espaces interglandulaires. Leurs cellules sont petites, inégales, tassées et dépourvues de plateau.

Voyons maintenant comment se fait l'ulcération. Elle dérive tout naturellement de la soudure des nodules lymphoïdes et de leur évolution vers la tuberculose caséeuse.

Comme elle se fait inégalement, elle respecte çà et là des portions de muqueuse qui deviennent enflammées et bourgeonnantes, et produisent les saillies
superficielles qui sont caractéristiques de cette forme de typhlite. Et en effet,
on rencontre des tubercules caséeux, ouverts à la base de l'ulcération, mais seulement à sa limite. En effet, dans les points où la muqueuse est complètement
tombée, la structure est différente. La musculeuse est laissée à nu. Quoique
entamée en beaucoup de points à sa surface, elle présente cependant une trame
assez résistante. Les vaisseaux qui la traversent ont leur endothélium tuméfié et
proliféré, et beaucoup sont remplis de leucocytes. La couche superficielle présente un très mince feston, composé de cellules rondes dont les plus superficielles sont en partie nécrosées et c'est cette infiltration, comparable à celle d'une
paroi d'abcès, qui recouvre directement le muscle. Son épaisseur est partout
égale, elle ne présente pas de follicules tuberculeux développés. C'est au-dessous
de la couche musculaire que se trouvent les tubercules. Ils forment une couche
ininterrompue, bosselant la paroi péritonéale ; ils sont très volumineux et présentent les mêmes caractères que ceux de l'intestin grêle, c'est-à-dire qu'ils
sont massifs, à contours irréguliers, à cellules géantes plus ou moins nombreuses, à centre fibro-caséeux.

Les lésions occupent donc encore ici le même siège que dans l'intestin grêle,
mais elles en diffèrent, d'abord par la formation de tubercules caséeux dans la
couche sous-muqueuse, ensuite par la persistance et l'épaississement de la couche
musculaire.

Les tubercules fibreux se retrouvent semblables dans la couche sous-péritonéale et ce sont eux qui donnent à la paroi sa rigidité.

Les lésions scléreuses des vaisseaux sont tout aussi accentuées. Enfin, il existe
de très nombreux lobules adipeux séparant les tubercules.

Sur d'autres coupes prises en différents points, on retrouve toujours les mêmes
lésions, variant seulement d'intensité. Aussi ne nous y arrêterons-nous pas.

Les ganglions sont entièrement transformés en énormes tubercules fibreux
massifs ; et l'on ne rencontre de cellules géantes que sous la capsule que double
une traînée de cellules embryonnaires.

Le foie complètement stéatosé présente quelques petits tubercules lymphoïdes ;
on y trouve de plus, dans les espaces portes, des taches discrètes de pigment
noir rappelant l'aspect de l'anthracose pulmonaire, pigment qui est probablement d'origine externe et que nous avons retrouvé dans plusieurs cas de tuberculose hépatique avec ulcérations intestinales (Pilliet, thèse Paris, 1891).

La rate présente un assez grand nombre de tubercules à centre caséeux.

Enfin dans les poumons, on constate une broncho-pneumonie tuberculeuse
avancée formant de volumineux nodules péribronchiques.

A propos de cette communication, M. Broca en a relaté brièvement
une seconde, incomplète, puisqu'il n'y a pas eu d'examen histologique,

mais que nous rapporterons pourtant ici, car le diagnostic a été fait du vivant du malade et l'opération a permis de vérifier son exactitude.

« Depuis le mémoire de MM. Hartmann et Pilliet, j'ai eu l'occasion d'observer deux cas de tuberculose du cæcum et, instruit par leur communication, j'ai porté cliniquement le diagnostic ; sur l'un des malades, l'examen anatomique a permis de vérifier le diagnostic ; chez l'autre, l'examen est resté purement clinique.

OBSERVATION VII (BROCA). — Le premier de ces malades est entré à l'hôpital Bichat, dans le service de mon collègue et ami, le Dr Lacombe, pour des douleurs abdominales siégeant à droite, et dans la fosse iliaque de ce côté existait une tumeur. M. Lacombe me pria d'examiner le malade et je trouvai une tumeur douloureuse à la pression, occupant le siège du cæcum et remontant ses limites nettes sur le côlon ascendant. Cette tumeur était submate, médiocrement indurée. Je fis passer le patient dans le service de chirurgie, où je suppléais en ce moment M. Terrier, et, après plusieurs examens, j'arrivai à admettre le diagnostic de tuberculose du cæcum, formant une tumeur localisée : ce fut également l'avis de M. Hartmann que je priai de venir voir ce malade. Comme les douleurs étaient notables, que le sujet s'affaiblissait et était incapable de travailler, je proposai l'entérectomie, qui fut acceptée. Après une opération longue et laborieuse — je n'avais jamais rien fait, ni vu faire d'analogue — je terminai par l'établissement d'un anus contre nature, ne voulant pas prolonger encore une intervention déjà grave. La pièce examinée fraîche n'avait pas l'aspect de la tuberculose ordinaire, et il y a quelques mois, j'aurais dit, à l'œil nu, qu'il s'agissait d'un cancer. Mais elle ressemblait tout à fait aux pièces qui nous ont été montrées par M. Hartmann, lequel m'assistait dans mon opération. Malheureusement, l'autopsie a donné à cet examen macroscopique une valeur plus grande encore : en établissant l'anus contre nature, j'ai commis une maladresse opératoire, j'ai mal croisé les fils de la suture intestino-pariétale et dans l'angle supérieur a persisté un pertuis par lequel les matières fécales ont filtré dans l'abdomen, d'où une péritonite mortelle. Or, à l'autopsie, j'ai trouvé dans l'iléon quelques ulcérations caractéristiques, sans induration formant tumeur ; et de plus, les poumons étaient atteints aux deux sommets, de phtisie fibreuse. Cliniquement il y avait, à droite surtout, quelques légers signes stéthoscopiques, qui avaient été un argument important pour porter le diagnostic.

Je me borne à ces quelques mots, M. Hartmann, en effet, vous présentera la pièce quand l'examen histologique aura été pratiqué et il y joindra l'observation in extenso.

M. Broca a rapporté ensuite une seconde observation purement clinique, que nous transcrirons également, car elle permet, elle aussi, d'établir la possibilité du diagnostic.

OBSERVATION VIII (BROCA). — Le nommé Ch. d'A., corroyeur, âgé de 32 ans, entra le 31 août 1891, à l'hôpital Bichat, salle Jarjavay, lit n° 12. Il était venu consulter quelque temps auparavant et, dès le premier jour, j'avais porté le diagnostic de tuberculose du cæcum. Son père s'est suicidé à 49 ans ; sa mère, âgée de 49 ans, se porte bien, ne tousse pas, mais il y a 15 ans elle a eu un abcès à l'épaule, qui ne s'est guéri qu'au bout d'un an, par des pommades. Il a trois frères, bien portants ; l'un d'entre eux, âgé de 28 ans, a eu, il y a 3 ans, des douleurs articulaires pendant 6 mois et, il y a un mois, a dû rester 3 semaines au lit à la suite d'une chute, mais il ne tousse pas et n'a jamais eu d'abcès ; un autre, âgé de 23 ans, a eu à la cuisse trois abcès qui ont duré des années et sa jambe est plus courte que l'autre, il ne tousse pas ; le troisième, enfin, âgé de 16 ans, a eu un abcès au cou qui a duré 6 mois. Une sœur, bien portante, âgée de 27 ans, ne tousse pas et n'a jamais eu d'abcès.

Le malade lui-même n'a eu aucune maladie dans son enfance et jusqu'à il y a 2 ou 3 ans, il jouissait d'une bonne santé ; en particulier, il n'a jamais toussé, n'a jamais eu d'abcès. Depuis 2 à 3 ans il a une diarrhée opiniâtre : il n'a qu'une ou deux selles par jour, mais ces selles sont à peu près toujours liquides. Ce symptôme a pendant longtemps été le seul, sauf quelques coliques de médiocre intensité, mais depuis 3 mois sont survenues des douleurs abdominales peu à peu accrues, continues, assez fortes aujourd'hui, avec des exacerbations. Ces douleurs, absolument localisées au côté droit du ventre, occupent surtout la fosse iliaque droite. En même temps, l'appétit a beaucoup diminué. Depuis un an, le malade a maigri de 6 livres, jamais il n'a présenté de vomissement, mais il y a deux ans, il a eu des pituites matinales qui ont duré de 6 à 7 mois et semblent liées à des excès alcooliques antérieurs avoués. Peu à peu les souffrances se sont accentuées ; elles augmentent pendant la marche et même pendant la simple station debout, et depuis quelque temps tout travail a dû être interrompu. Jamais de fièvre.

Actuellement, on se trouve en présence d'un homme assez maigre, à teint peu coloré, mais d'apparence vigoureuse. Rien d'anormal n'est révélé par l'inspection de l'abdomen, le ventre, symétrique, n'est pas ballonné, mais plutôt un peu rétracté. A la palpation, je constate au niveau de la partie supérieure et externe de la fosse iliaque droite, à deux centim. en dehors et au-dessus de l'épine antéro-supérieure, une tuméfaction allongée verticalement, de consistance solide, mais encore assez souple, remontant vers l'hypochondre où elle se perd sans limites nettes. Sa forme est cylindrique, à la pression elle est sensible, mais sans que cependant on provoque une douleur vive ; la partie inférieure de la fosse iliaque droite est également sensible à la palpation. Partout ailleurs, le ventre est souple, dépressible, indolent. A la percussion, la région tuméfiée est submate.

Pas de fièvre, anorexie, langue bonne, selles diarrhéiques. Du côté du cœur et des poumons, les signes fonctionnels et physiques ne révèlent rien d'anormal. Poids, 52 kilogr.

Je prescrivis le repos complet au lit, le régime lacté intégral et j'ordonnai de prendre chaque jour deux paquets contenant chacun 0,50 de naphtol B et 0,50 de salicylate de bismuth.

Le 8 septembre. Depuis 8 jours que le malade est à ce régime, il souffre beaucoup moins et n'a plus de diarrhée. Urine 3 litres : 11 gr. d'urée par litre ; ni sucre ni albumine.

Le 16. La diarrhée et les douleurs spontanées n'existent toujours plus. A l'examen physique, la tumeur paraît diminuée de volume, et surtout elle est plus souple et moins douloureuse à la pression.

Le 6 octobre. Depuis 4 jours le malade se lève ; son état général est bon ; son poids a augmenté d'un kilogr. (53 kilogr.), la diarrhée n'a pas reparu, de même les douleurs au repos ; il souffre un peu, mais modérément, quand il marche ; il tolère très bien le régime lacté et a recouvré de l'appétit. Pendant tout le séjour à l'hôpital, l'apyrexie a été complète.

Ce malade est revenu à plusieurs reprises à l'hôpital pour se faire surveiller. Je l'ai revu il y a une quinzaine de jours ; son état local et général reste bon et il a recommencé à travailler, en prenant, il est vrai, des besognes moins pénibles.

D'après la forme et le siège de la tumeur, je ne crois pas qu'on puisse la localiser ailleurs que dans le cæcum et l'origine du côlon ascendant ; et d'ailleurs, forme et siège sont identiques à ce qu'ils étaient chez mon premier malade, où le siège cæcal a été vérifié anatomiquement. Quant au diagnostic de la nature tuberculeuse, malgré l'absence de toute lésion pulmonaire appréciable, je le crois très probable, sinon certain. Les abcès chroniques, dont furent atteints la mère et deux frères, sont des antécédents héréditaires importants. Du côté du malade lui-même, la diarrhée chronique, à accès plus nombreux, qui dure depuis près de 3 ans, fait penser à une tuberculose intestinale discrète analogue à celle dont j'ai constaté *de visu* l'existence chez mon opéré. En outre, la consistance et la sensibilité à la pression de la tumeur m'ont rappelé complètement, mais à un degré moindre, les sensations que j'avais eues dans mon cas vérifié anatomiquement. Je crois donc qu'il y a typhlite tuberculeuse, avec épaississement des parois, et les douleurs, spontanées ou à la pression, sont peut-être dues surtout à de la pérityphlite, avec des adhérences épiploïques, comme j'en ai trouvé en opérant mon premier malade. La souplesse relative, et surtout l'amélioration très nette par le traitement médical sont des arguments contre l'idée de cancer.

Dans le cas actuel, je ne crois pas qu'une intervention chirurgicale soit indiquée, pour le moment au moins. Si je me suis abstenu, ce n'est pas parce que mon premier échec a refroidi mon zèle ; cet échec est seulement un argument contre l'entérectomie mal faite, et il ne permet en rien de porter un jugement sur l'entérectomie envisagée en soi ; j'ai commis une faute, je l'ai reconnu, et que, par conséquent je ne commettrai probablement pas une seconde fois. Mais si j'ai opéré mon premier malade, après avoir porté un diagnostic exact, c'est pour les deux raisons suivantes :

1° Aucune diarrhée ne manifestait la souffrance du reste de l'intestin ;

2° Le repos prolongé au lit et le régime lacté n'avaient produit aucune amélioration générale ou locale, et le patient était incapable de travailler.

Or ces deux conditions ne sont pas réalisées dans ma seconde observation. Si un jour la tumeur cæcale augmente, si le sujet condamné à l'inactivité, me demande de le débarrasser de son mal, j'interviendrai probablement, mais pour le moment les choses n'en sont pas là, et par le repos et le régime lacté l'état a été rendu parfaitement supportable. »

Il nous a paru curieux de rapprocher des observations précédentes la communication suivante de M. Hochenegg (de Vienne), qui offre quelque analogie avec l'observation de M. Broca.

OBSERVATION IX. — *Semaine médicale*, 9 septembre 1891. Communication de M. HOCHENEGG (de Vienne).

Il s'agit d'un homme de trente-trois ans, qui fut pris, il y a plus d'un an, sans cause appréciable, de diarrhée profuse, avec vomissements, douleurs dans la région iléo-cæcale et gonflement de l'abdomen. Depuis cette époque l'abdomen est toujours resté sensible. Au mois d'avril 1890 le malade fut pris d'une seconde attaque semblable et l'on put constater dans la région iléo-cæcale une tumeur dure, douloureuse et immobile que M. Hochenegg regarda comme un carcinome du cæcum. Au cours de la laparotomie l'opérateur trouva une tumeur du cæcum qui avait plusieurs points d'attache dans le petit bassin, ce qui rendait son extirpation impossible. Il fit alors l'iléo-colostomie. Après avoir lié l'iléon et le côlon et après avoir appliqué des pinces, il sectionna les deux anses d'intestin et les réunit d'une façon circulaire. Les bouts de la partie réséquée du cæcum et de l'iléon furent fixés l'un à l'autre dans la plaie abdominale. Les suites opératoires ont été excellentes ; le troisième jour le malade allait à la selle et depuis il y va régulièrement. L'anse réséquée peut être lavée régulièrement et ne sécrète qu'un peu de mucus, du reste elle peut maintenant être extirpée. La tumeur a diminué de moitié, les adhérences ont disparu et l'anse

réséquée est devenue mobile. Cela prouve qu'il ne s'agissait pas d'un carcinome,
il ne peut non plus être question de tuberculose, car le malade ne présente
aucun autre symptôme de cette affection et les injections de tuberculine n'ont
produit chez lui aucune réaction. Il s'agit probablement d'un processus purement inflammatoire.

Dans cette observation, on le voit, l'examen histologique n'a pas
été fait ; l'exclusion du diagnostic de tuberculose n'est basée que sur
l'absence de symptômes pulmonaires ; or, nous savons que la tuberculose de l'intestin et du cancer peut être primitive (obs. 8, obs. de
Parrot, etc.).

Nous sommes donc en droit, jusqu'à plus ample examen, de regarder cette tumeur comme d'origine tuberculeuse possible.

VI

Évolution. Pronostic. Traitement.

Ce que nous avons dit des symptômes nous permettra d'être court sur l'évolution de cette affection.

Nous avons vu que, au point de vue anatomique, cette tuberculose coexiste, le plus souvent, à une lésion de même nature dans les poumons. Mais nous avons vu aussi que les lésions pulmonaires pouvaient être très peu étendues. Aussi ne faut-il pas s'étonner qu'en clinique elles soient difficiles à déceler et passent souvent inaperçues, soit parce que le processus tuberculeux dans le poumon est momentanément éteint, soit parce que sa marche est tout à fait torpide. Ce sont alors les symptômes intestinaux qui attirent les premiers l'attention. D'abord vagues, mal définis, caractérisés surtout par la diarrhée et une douleur fixe dans le flanc droit, ils passent par une première période où ils sont purement subjectifs, période dont la durée doit être très variable et à laquelle nous ne pouvons fixer actuellement de limite.

Mais lorsque la tumeur est constituée, les signes physiques sont franchement ceux d'un néoplasme de la valvule. C'est la même tuméfaction fixe, douloureuse, ne passant pas par les alternatives d'augmentation et de diminution de volume que l'on observe dans la typhlite. De même on ne rencontre pas non plus les poussées aiguës avec états presque typhoïdes et température élevée qui caractérisent la typhlite ou appendicite ordinaire, poussées suivies d'une guérison complète en apparence. Pourtant la tumeur persiste pendant de longues périodes (2 à 3 ans) sans amener la cachexie profonde que produirait au bout de ce temps, un cancer de la valvule. La fièvre y est intermittente et l'on peut observer des phases de rémission, d'interruption de la diarrhée, de reprise de l'embonpoint et des forces qui jurent avec le tableau clinique de l'épithélioma intestinal. Aussi c'est le plus souvent à une tumeur lymphoïde, à un lymphadénome ou lympho-sarcome que l'on pense ; le siège de l'affection dans une région riche en organes lymphatiques appelle naturellement l'esprit sur cette idée.

Si l'on intervient avant la période de généralisation, un examen histologique minutieux sera parfois nécessaire, nous l'avons dit, pour établir le diagnostic. Si l'on n'intervient pas, la mort pourra survenir de deux façons ; soit par extension de la tuberculose à l'intestin grêle : on observera alors une diarrhée coliquative, la fièvre hectique et un amaigrissement considérable en très peu de temps (obs. 2,6) ; soit par un réveil de l'affection pulmonaire et la formation de cavernes qui emporteront le malade. Les deux processus pourront se trouver combinés, et le patient succombera comme un phtisique ordinaire à ulcérations intestinales. La seule différence sera dans la constatation, à l'autopsie, de la tumeur cæcale, différente des ulcérations à marche aiguë qu'on a l'habitude de rencontrer dans la tuberculose ordinaire.

Traitement.

Quand l'on constate dans la fosse iliaque droite l'existence d'une tumeur douloureuse, submate, limitée, et que les douleurs sont assez fortes, quand le malade s'épuise et devient incapable de travailler, on peut, en l'absence de complications pulmonaires, tenter l'ablation du cæcum, comme l'a fait M. Broca (obs. 7).

Si au contraire les sommets des poumons ne paraissent pas intacts au point de vue de la tuberculose, on prescrira le régime ordinaire des tuberculeux pulmonaires, c'est-à-dire toniques (quinquina et huile de foie de morue), antiseptiques (créosote, iode, iodoforme en pilules, etc.), mais on y joindra un traitement spécial s'adressant aux ulcérations tuberculeuses de l'intestin, c'est-à-dire repos, régime lacté, naphtol B, etc., qui ont donné à M. Broca de bons résultats (obs. VIII).

CONCLUSIONS

I. — Il existe une typhlite tuberculeuse à forme chronique.

II. — Cette forme peut simuler un cancer de la région.

III. — Elle est, à un temps donné de son évolution, justiciable de l'intervention chirurgicale.

B. 7

Index bibliographique

1839. **Malin.** -- *Gazette méd.*

1857. **Chomel.** — *Des dyspepsies.*

1866. **Fonssagrives.** — Thérapeutique de la phtisie. *Leçons d'hygiène infantile.*

1868. **Blatin.** — Th. doctorat. Paris.

 Chauveau. — *Académie de médecine.*

1869. **Duguet.** — *Comptes rendus. Soc. de biologie.*

 Villemin. — *Etudes sur la tuberculose.* Paris.

1870 et 1873. **Parrot.** — *Société de biologie.*

1872. **Damaschino.** — Thèse d'agrég.

1874. **Chauveau.** — *Acad. de méd.*

1876. **Chauveau.** — *Congrès de Lille.*

 Klebs. — *Anatom. path.* Berlin.

1878. **Spillmann.** — Th. agrég.

1880. **Damaschino.** — *Maladies des voies digest.*

1882-83. **Koch.** — *Berlin. klin. Wochensch.*

1883. **Hanot.** — *Inflammat. et tub.* Th. agrég.

1884. **Wesener.** — *Deutsch. Arch. für klin. med.*

 Bang. — *Nord. med. Ark.* (Analyse : *Revue des sciences méd.*, 1885.)

1888. **Girode.** — *Intestin des tuberc.* Th. Paris.

 Tison. — *Soc. anatom.* (novembre).

 Hérard, Cornil et Hanot. — *Phtisie pulm.*

 Combe. — *Tuberculoses et lait.* Th. Paris.

 Congrès de la tuberculose.

1889. **Hirschberger.** — *Deutch. Arch. für klin. med.*

 Tchistowitch. — *Annales Institut Pasteur* (Mai).

1890. **Maurin.** — Th. Paris.

 Dobroklonski. — *Arch. méd. expér.* (Mars, p. 253.)

1891. **Hartmann et Pilliet.** *Soc. anat.* (juillet).

 Pilliet. — Th. doctorat. Paris.

 Pilliet. — *Soc. anat.* (décembre).

 Broca. — *Soc. anat.* (décembre).

 Straus et Gamaleia. — *Arch. méd. expérim.*

 Ricard. — *Gaz. des hôp.* (février).

 Lyon. — *Gaz des hôpitaux* (novembre).

 Hochenegg. — *Semaine médicale* (décembre).

IMPRIMERIE LEMALE ET C<ie>, HAVRE